JANIS
SCHEDLICH

MILCH
& BREI

Das Beste für mein Baby:
alles über Stillen, Fläschchen und Brei

südwest

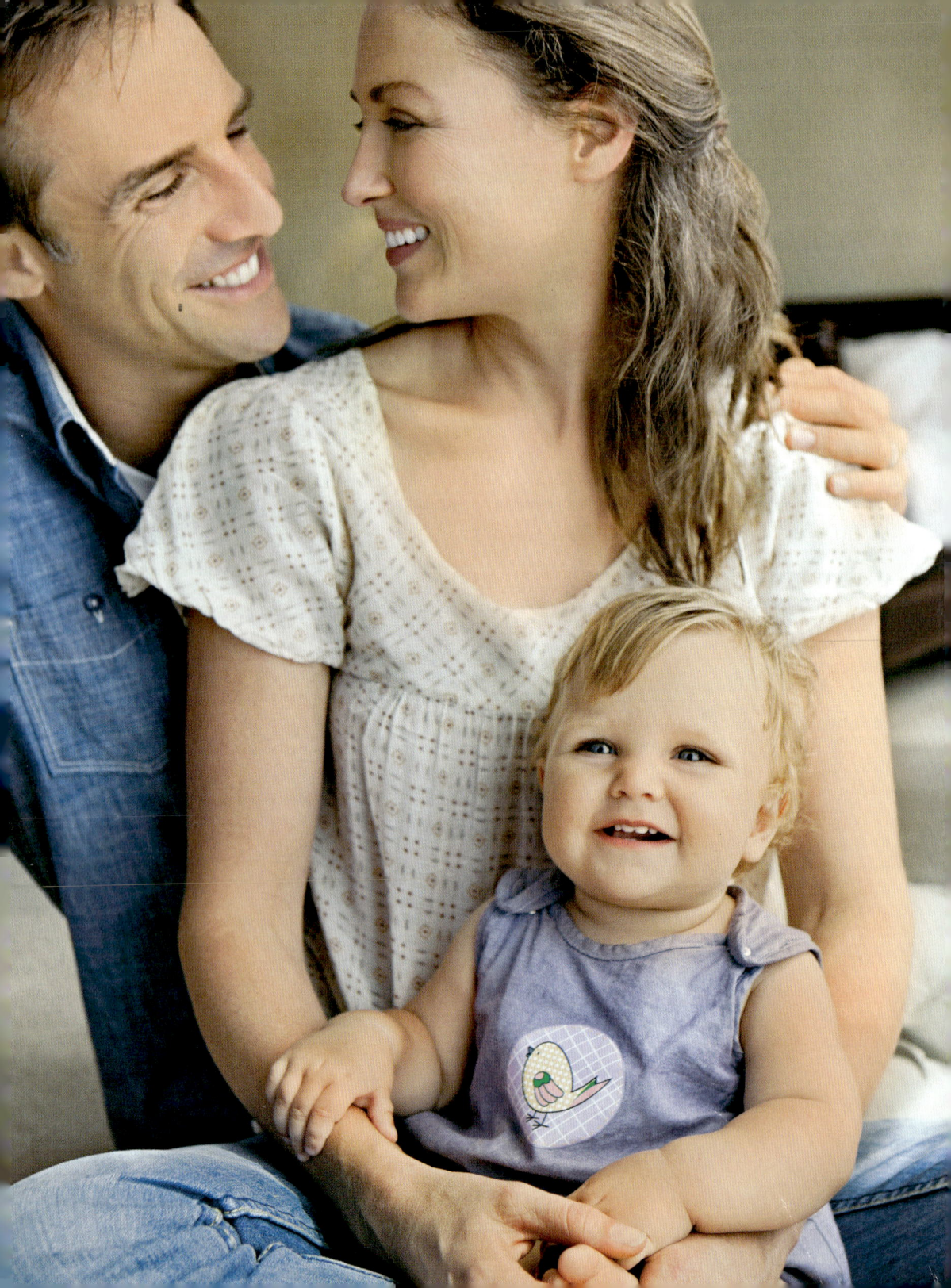

JANIS
SCHEDLICH

MILCH
& BREI

Das Beste für mein Baby:
alles über Stillen, Fläschchen und Brei

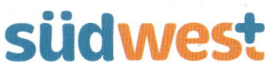

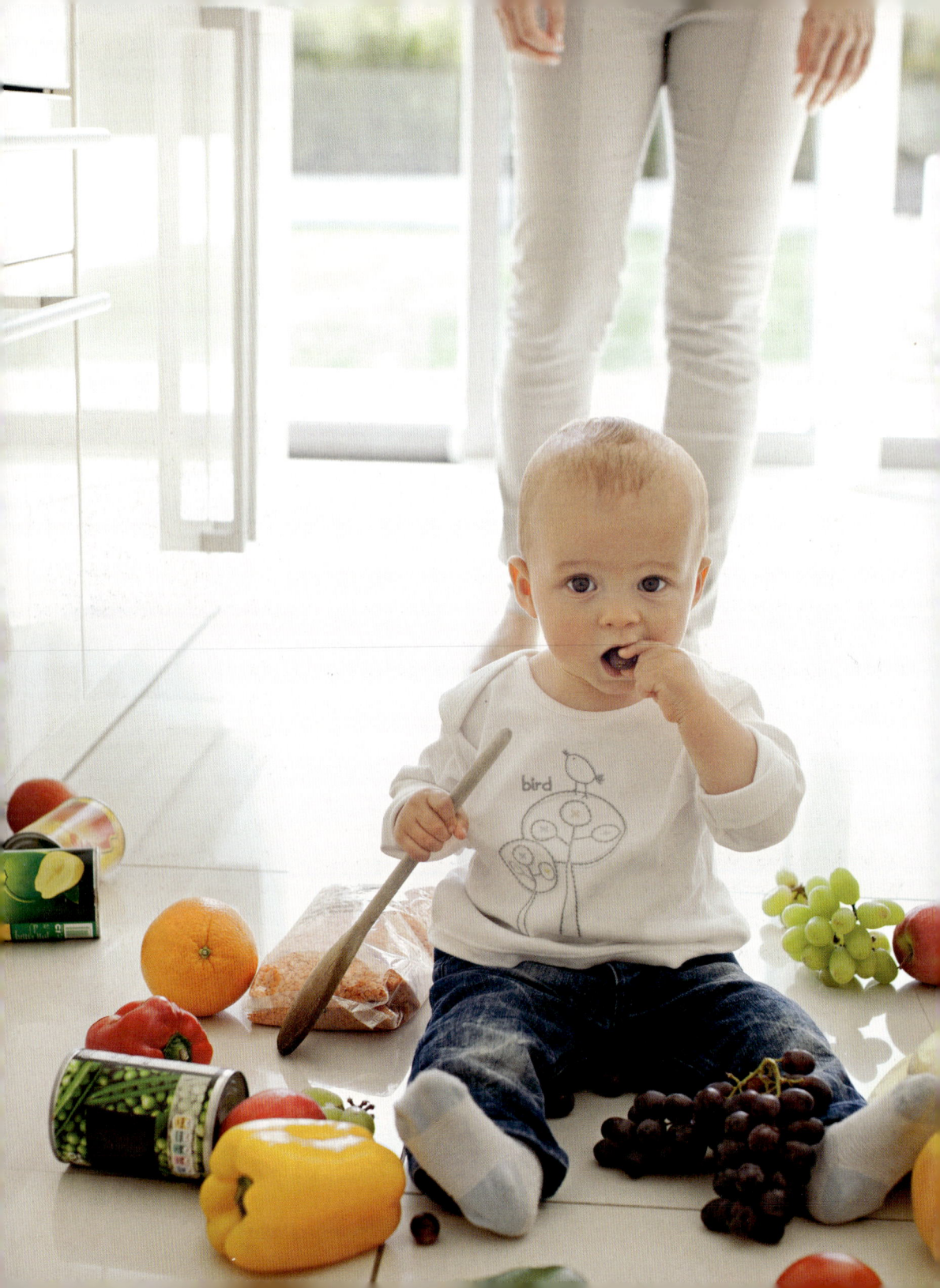

Inhalt

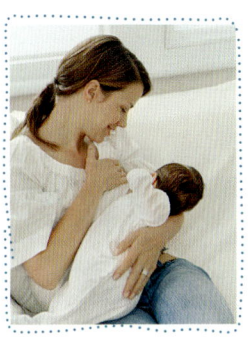

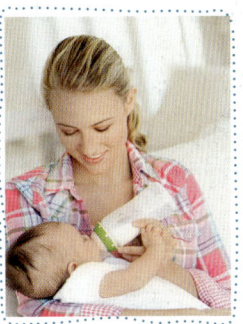

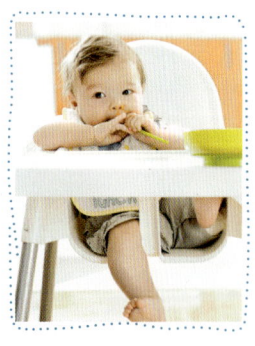

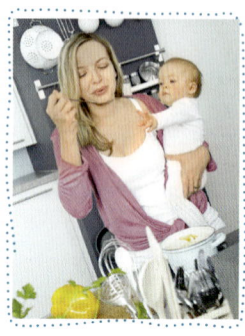
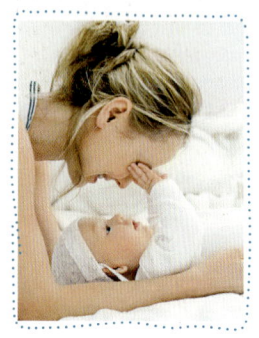

Familienkost

Babyernährung – Fragen & Antworten

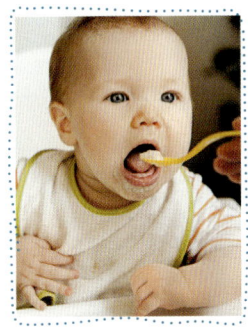

Vorwort

Als selbstständige Hebamme betreue ich Familien vor und nach der Geburt. Werdenden Eltern ist es wichtig, »alles richtig« zu machen, damit es ihrem Kind gut geht. Ein sehr bedeutender Aspekt ist die Ernährung, denn was die Mama ab sofort zu sich nimmt, erhält auch das Baby. Die Ernährung beginnt bereits im Mutterleib.

Nach der Geburt beschäftigen frisch gebackene Eltern fast immer die gleichen Fragen: »Machen wir das richtig mit dem Stillen oder Füttern?«, »Warum weint unser Kind?«, »Ist es normal, dass es so lange schläft?«, »Nimmt es ausreichend zu?«, »Bekommt unser Baby genug zu essen?« Später sind Informationen über die weitere Ernährung entscheidend. »Welcher Brei und wann?«, »Ab wann welche Lebensmittel?«, »Muss das Kind Tee trinken?«, »Wie viel muss es essen?« und »Was ist mit Allergien?«

Mit meinem Buch möchte ich Ihnen helfen, den »richtigen Weg« für die Ernährung Ihres Babys von der Milch zum Brei und dann zur Familienkost zu finden.

Es handelt sich um einen Ratgeber, dem meine tägliche Praxis zugrunde liegt. Er enthält:

- Allgemeine Informationen zur Muttermilch und Säuglingsersatzmilch, zu selbst Gekochtem oder Gläschenkost
- Praktische und bewährte Tipps, wie gestillt wird, welche Flasche gegeben, wie gefüttert wird und wie man Allergien vorbeugt
- Konkrete Lösungsvorschläge zu wichtigen Fragen wie Verdauungsbeschwerden, Unruhe oder Gewichtsentwicklung des Babys, Stillprobleme u. v. a. m.
- Rezepte und Zubereitungsangaben für Fläschchen, Brei und Familienkost sowie die passenden Ernährungsalternativen bei Allergien

Dieses Buch enthält Wissenswertes, um Ihr Baby gesund und vollwertig zu ernähren. Alle Ernährungsphasen im ersten Lebensjahr werden besprochen. In der Milchzeit gibt es genau beschriebene Anleitungen,

Ich habe dieses Buch geschrieben, um jungen Familien wirklich zu helfen. Meine Erfahrungen und bewährten Ratschläge aus der täglichen Praxis liegen diesem Ratgeber zugrunde.

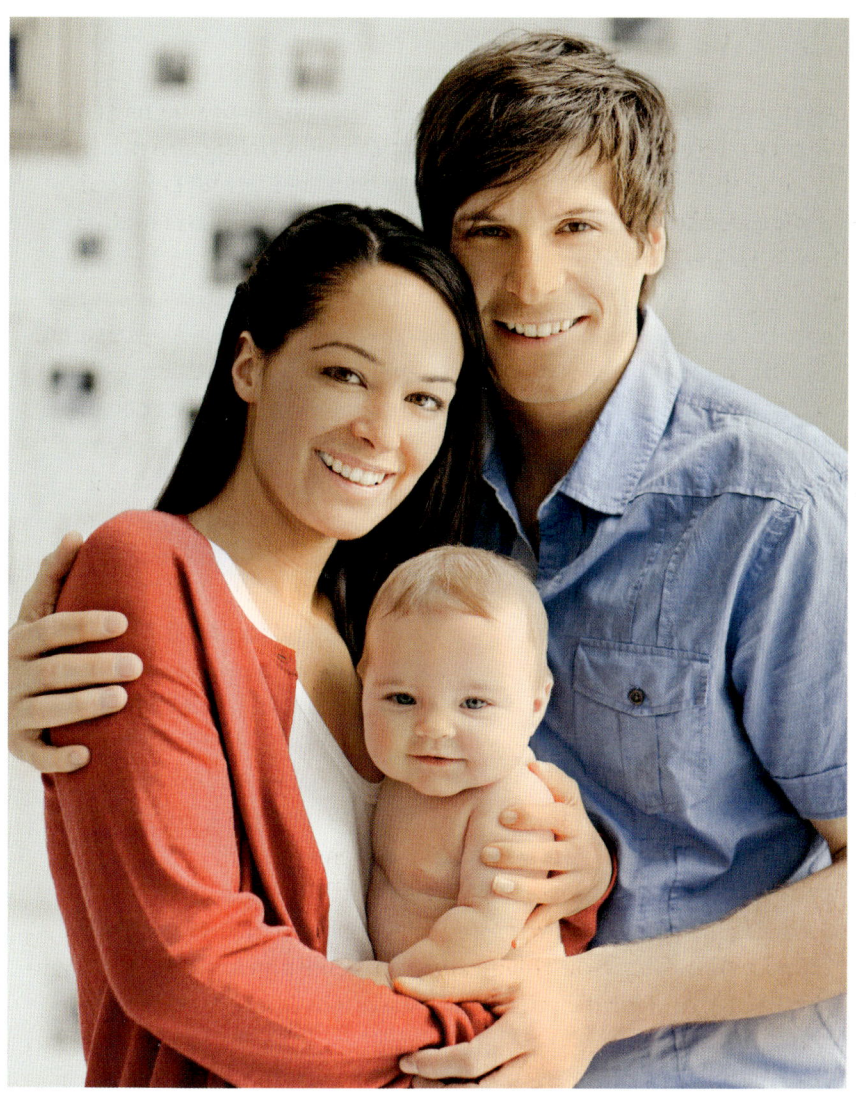

Es gibt viele Ansichten rund um die Themen Füttern, Schlafen und Pflegen. Frisch gebackene Eltern brauchen Zeit, um den für sie und ihr Baby richtigen Weg zu finden. Dieses Buch will Sie dabei tatkräftig unterstützen.

um das Baby korrekt anzulegen oder ihm die Flasche zu bereiten und zu reichen. Für den Brei habe ich bewusst einfache und kombinierbare Grundrezepte gewählt, denn im Alltag von Familien mit kleinen Kindern ist es nicht praktikabel, komplizierte Rezepte nachzukochen.

Allergien nehmen einen immer größeren Stellenwert in der Medizin ein. Diverse Forschungsgremien beschäftigen sich mit diesem Thema. Die momentan geltenden Leitlinien zur Allergieprävention und Beikosteinführung habe ich in diesem Buch zusammengefasst.

Eine gesunde Ernährung ist für Säuglinge und Kinder bedeutsam, denn sie wachsen und entwickeln sich enorm in den ersten Lebensjahren. Es ist sinnvoll, mit einer gesunden Ernährung so früh wie möglich zu beginnen – das steigert die Akzeptanz für die entsprechenden Nahrungsmittel. Essverhalten und Geschmack werden erlernt. Sie als Eltern sind das große Vorbild, das es Ihrem Kind langfristig ermöglicht, gesunde Kost zu akzeptieren.

Versuchen Sie, mindestens eine Mahlzeit am Tag als Familie und in angenehmer Atmosphäre einzunehmen. Gerade weil viele Eltern berufstätig sind, die Großeltern in einer anderen Stadt wohnen, Sie vielleicht alleinerziehend und die Kinder viele Stunden am Tag fremdbetreut sind, ist das so wichtig. Wenn meine Töchter genüsslich gespeist haben, wir zusammen am Tisch sitzen, »erzählen« sie uns ihre Erlebnisse und was sie so beschäftigt. Eine tolle Gelegenheit für die Familie, eng zusammenzuwachsen und dem Kind Geborgenheit und Sicherheit zu vermitteln. Machen Sie es sich gemeinsam schön und gemütlich und genießen Sie die Zeit mit Ihrem Kind in vollen Zügen.

Mein Ratgeber soll Ihnen ein roter Ernährungsleitfaden im ersten Lebensjahr Ihres Kindes sein. Ich wünsche Ihnen und Ihrer Familie herzlich alles Gute und hoffe, dass Sie Ihren »richtigen Weg« finden.

Ihre Hebamme
Janis Schedlich

Dankeschön

• Dem lieben, leider mittlerweile verstorbenen Harro Schweizer, der mir geraten hat, mein Wissen in einem Ratgeber weiterzugeben

• Meiner Familie, die immer für mich da ist

• Meinem Mann Armin und meinen Töchtern Klara und Hilda, weil sie mich so viel schreiben ließen

• Das allergrößte Dankeschön geht an meine Schwiegermutter Hannelore, die für mich getippt hat

Gesunde Ernährung von Anfang an

Schon in der Embryonalphase beginnt das Baby, Fruchtwasser zu schlucken. Der gefüllte Magen kann bei der Ultraschalluntersuchung dargestellt werden. Auch die Harnblase des Kindes ist zu sehen. Dies bedeutet, dass Babys im Mutterleib nicht ausschließlich von der Nabelschnurversorgung abhängig sind, sondern auch Fruchtwasser schlucken und wieder ausscheiden. Viele Mütter spüren sogar einen Schluckauf des Babys. Das äußert sich in einem rhythmischen Zucken in der Gegend des kindlichen Köpfchens oder Rückens.

> Die Ernährung im Mutterleib erfolgt über die Nabelschnur. Das, was Sie essen, erhält so auch Ihr Baby.

Ernährung im Mutterleib

Gesunde Ernährung beginnt also bereits vor der Geburt. Das, was Sie essen, bekommt auch Ihr Baby in entsprechender Form über die Nabelschnur zu essen. Achten Sie deshalb in der Schwangerschaft auf eine gesunde und ausgewogene Kost mit viel frischem Obst und Gemüse. Nehmen Sie ausreichend Vitamine, Folsäure und Eisen zu sich. Diese Stoffe sind für eine normale Entwicklung des Kindes im Mutterleib besonders wichtig. Verzichten Sie auf Nikotin, Alkohol und größere Mengen Koffein, weil all diese Stoffe plazentagängig sind: Sie gelangen über den Mutterkuchen und die Nabelschnur zum Baby und können ihm schaden.

Während der Geburt

Im Verlauf des Geburtsvorgangs werden bei einer normalen Geburt Fruchtwasser und Schleim aus den Atemwegen des Kindes gepresst. Dies geschieht, wenn die Wehenkraft das Baby durch Becken und Scheide der Mutter schiebt. Nach einem Kaiserschnitt wird Fruchtwasser häufig abgesaugt, da das genannte Auspressen fehlt. Mit dem ersten Babyschrei entfaltet sich die Lunge, und die Versorgung mit Nährstoffen und Sauerstoff über die Nabelschnur ist nicht mehr nötig. Das Baby muss von nun an allein atmen, essen und ausscheiden.

> Wenn Sie stillen möchten, reichen Sie Ihrem Kind bitte ausschließlich die Brust. In den ersten Tagen nach der Geburt kann es sonst zur sogenannten Saugverwirrung kommen.

Nach der Geburt

In den ersten zwei Stunden nach der Geburt beginnen die meisten Neugeborenen, die Brust zu suchen. Sie haben einen ausgeprägten Such- und Saugreiz. Dieser angeborene Reflex ist enorm wichtig, weil Essen ja das Überleben sichert. Woran die Kinder aber saugen, also Brust oder Fläschchen, lernen sie erst jetzt! Dieses Wissen ist wichtig für die weitere Ernährung Ihres Kindes.

Wenn Sie stillen möchten, geben Sie Ihrem Kind bitte ausschließlich die Brust. Die Brustwarze hat eine bestimmte Größe, Konsistenz und Form. Ihr Baby lernt in den nächsten Tagen und Wochen nach seiner Geburt eine bestimmte Trinktechnik, die es ihm ermöglicht, die Milch aus der Brust zu massieren und seine Nahrung zu schlucken.

Die »Saugverwirrung«

Nuckel, Sauger oder Ihr Finger zum Lutschen können zur sogenannten Saugverwirrung führen. Es könnte sein, dass das Kind die viel kleinere Brustwarze nicht mehr findet, weil es etwas Größeres und Längeres, z. B. den Sauger vom Fläschchen, erwartet.

Grundsätzlich ist nichts gegen Beruhigungsnuckel einzuwenden. Ihr Baby sollte jedoch vorher in der Lage sein, die Brustwarze allein zu finden, und mit dem Saugen beginnen, wenn es in die richtige Stillposition gebracht wird. Solange Sie noch beim »Andocken« behilflich sein müssen, ist ein Nuckel nicht ratsam. Warten Sie mit dem Schnuller in jedem Fall bis nach dem Milcheinschuss (dritter bis fünfter Tag). Die Brust ist so prall, dass die Brustwarze noch schwerer zu fassen ist. Nach ein paar Tagen geht die Schwellung zurück, und die Brust ist wieder weicher. Das Anlegen des Babys wird dann immer leichter.

Verdauung des Babys

In den ersten 24 bis 48 Stunden nach der Geburt kommt auch die Verdauung in Gang: Die Kinder urinieren und setzen den ersten Stuhl ab. Urin ist meist wässrig. In der Windel ist nach ein bis zwei Tagen manchmal eine Art roter »Puder« zu sehen. Dieses »Ziegelmehl« ist kein Blut, sondern ein Abbauprodukt der roten Blutkörperchen und

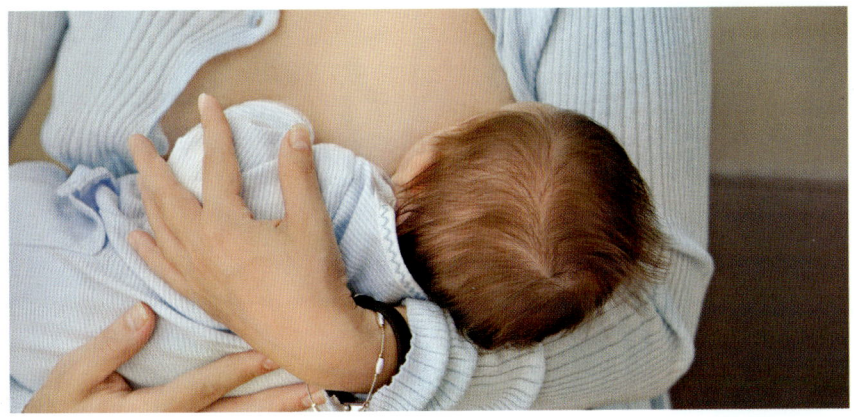

Für optimales
Stillen wichtig:
Geduld.

völlig harmlos. Der erste Stuhl ist das sogenannte Kindspech (Meko-
nium). Der Name kommt daher, weil die Ausscheidung schwarz ist wie
Pech – und auch so klebrig.

Ab dem zweiten bis fünften Tag ändert sich die Stuhlfarbe. Die getrunkene Milch färbt den Übergangsstuhl grün-schwarz bis braun. Ist der
Darm vollständig mit Milch »gespült«, wird der Milchstuhl gelb-oran-
ge, kann kleine Flocken enthalten und sieht aus wie Curry mit Hüttenkäse. Die Konsistenz sollte dünn bis dünnflüssig und breiig bzw. mat-
schig sein. Man hört es dann richtig in die Windel »schießen«. Babys
haben keinen festen Stuhl und machen keine »Haufen« oder »Würste«.
Das wäre nicht normal!

Der Muttermilch-
stuhl eines Babys
riecht charakteris-
tisch süß-säuerlich.

Gewichtsentwicklung bei Neugeborenen

Durch ihre Ausscheidungen nehmen fast alle Neugeborenen
7 bis maximal 10 % des Geburtsgewichts ab. Ein Baby, das also
mit 3000 Gramm geboren wird, darf maximal 300 Gramm abnehmen. Es wiegt dann ca. 2700 Gramm – das ist in Ordnung.
Mit 5 bis 7 Tagen sollte es wieder zunehmen. Nach 10 bis
14 Tagen müsste das Geburtsgewicht erneut erreicht sein. In der
Regel ist das kein Problem.

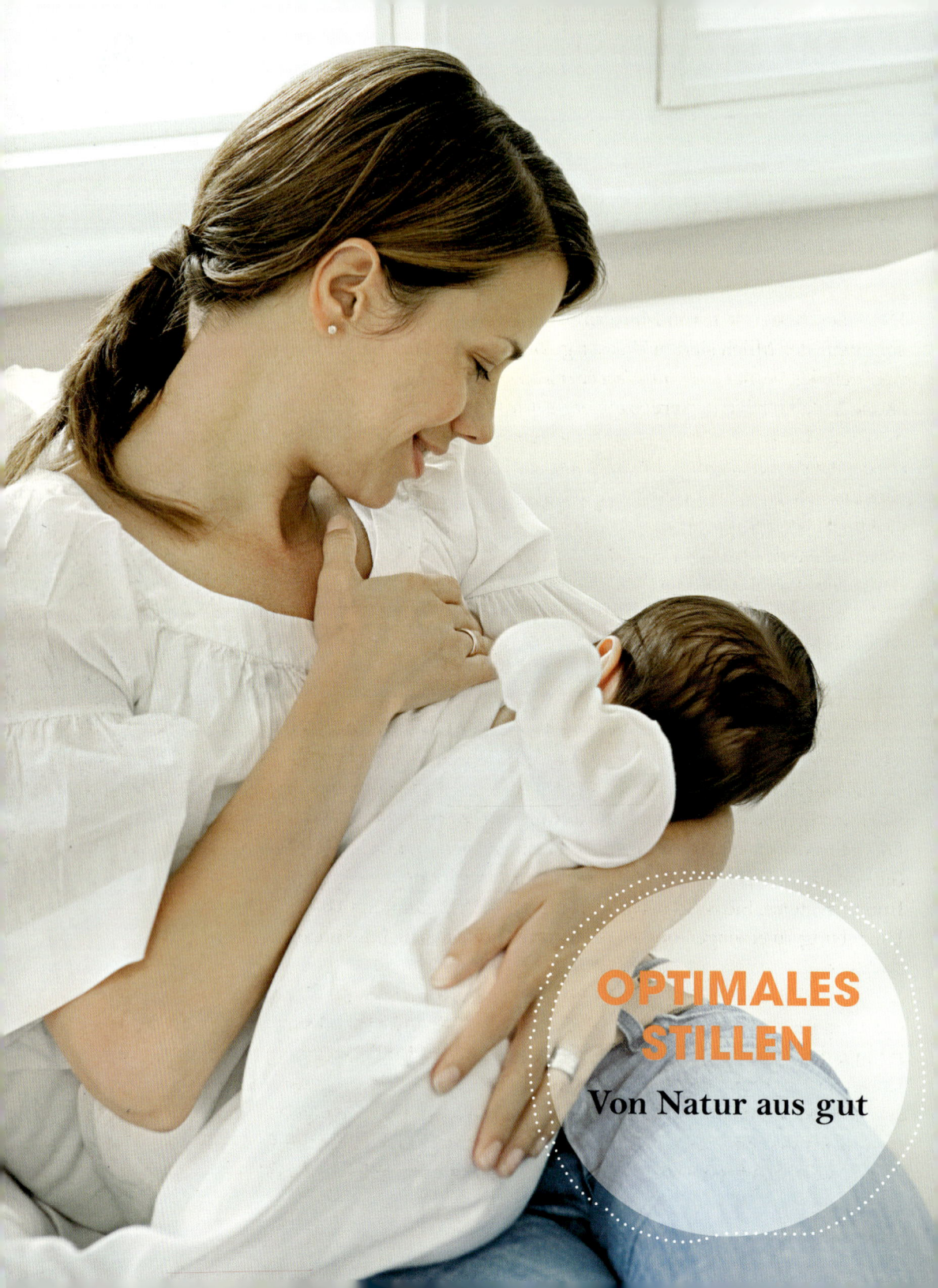

OPTIMALES STILLEN

Von Natur aus gut

Die Muttermilch

In der Hauptsache Wasser

Der Hauptbestandteil von Muttermilch ist Wasser. Die weiteren Bestandteile der Milch sind in Wasser gelöst. Muttermilch hat dabei ein
wechselndes Verhältnis von Wasser und den gelösten Bestandteilen. So
ist die Milch für Neugeborene anders zusammengesetzt als für Babys
mit drei oder vier Monaten. Sogar während einer Stillmahlzeit verändert sich die Zusammensetzung der Muttermilch. Zu Beginn ist sie
eher dünnflüssig und wird dann im Verlauf des Stillens gehaltvoller
und noch sättigender.

Gestillte Kinder trinken an heißen Tagen eventuell häufiger an der
Brust. Sie stillen ihren Durst mit der flüssigen Milch. Zusätzliche Flüssigkeitszufuhr ist nicht nötig. Durch ausgiebiges Saugen an der Brust
wird die Milch dann gehaltvoller, dickflüssiger und sättigender.

Weitere Bestandteile

Kohlenhydrate Den Hauptanteil der Kohlenhydrate stellt die Laktose
dar. Sie dient der Energielieferung. Daneben sind unverdauliche Oligosaccharide (Mehrfachzucker oder HMO – Humane Milcholigosaccharide), sogenannte prebiotische Ballaststoffe, in Muttermilch enthalten.
Diese fördern das Wachstum von Bifidusbakterien im Darm. Eine bi-
fidusdominante Darmflora stimuliert die Entwicklung eines gesunden
Immunsystems. Sie ist in der Lage, eine saure und damit antibakterielle
Umgebung zu erzeugen und so auch vor Magen-Darm-Infektionen zu
schützen.

Proteine (Eiweiße) Die Stoffwechsel- und Ausscheidungsfunktionen
des Säuglings sind noch unreif. Der Eiweißanteil der Muttermilch ist
gering, das Muttermilcheiweiß besteht vor allem aus Molkenprotein.
Dieses ist wesentlich feiner und dadurch leichter verdaulich als Kasein, das vor allem in der Kuhmilch enthalten ist und ein klumpige-
res und schwerer zu verdauendes Eiweiß ist. Muttermilcheiweiß wird
vom kindlichen Organismus vollständig aufgenommen, relativ schnell

> Stillen ist die natür-
> liche Ernährungs-
> form für Säuglinge
> und Kleinkinder.
> Die Muttermilch
> ist in ihrer Zu-
> sammensetzung
> perfekt auf das Baby
> abgestimmt und
> passt sich im Laufe
> der Stillzeit seinen
> unterschiedlichen
> Bedürfnissen an.

verdaut und ausgeschieden. Gestillte Kinder benötigen deshalb häufiger kleinere Mahlzeiten. Sie gedeihen mit kleineren Milchmengen als Flaschenkinder.

Abwehrstoffe Muttermilch enthält verschiedene Abwehrstoffe, die sogenannten Immunglobuline. Vor allem die mütterliche Vormilch (in den ersten drei Tagen nach der Geburt) enthält sehr viele dieser Abwehrstoffe. Sie bieten den »Nestschutz« und schirmen das Neugeborene weitestgehend vor Infekten der oberen Luftwege ab. Untersuchungen haben ergeben, dass zu Beginn der oralen Phase (also der Zeit, in der das Kind alles in den Mund steckt) und der Krabbelzeit die Abwehrstoffe in der Milch nochmals steigen. So sind die Kinder in ihrer Erkundungsphase besonders geschützt. Neben den Immunglobulinen schützen lebende antimikrobielle Zellen, Laktoferrin, Lysozyme und Leukozyten. Bifidusbakterien gehören zur gesunden Darmflora und sind in der Muttermilch enthalten. Ungefähr 200 verschiedene HMO-Humane, also menschliche Oligosaccharide (kurzkettige Zucker), werden gleich mitgeliefert. Sie dienen den Bifidusbakterien als Nahrung und fördern deren Vermehrung. Eine gesunde Darmflora bietet nicht zuletzt einen optimalen Allergieschutz.

Fett Frauenmilch enthält Fett und deckt ungefähr 45 bis 50 % des täglichen kindlichen Energiebedarfs. Der Fettgehalt steigt von der Vormilch (Colostrum, ca. 1. bis 3. Tag) zur Übergangsmilch (transitorische Milch, ca. 3. bis 14. Tag) bis hin zur reifen Frauenmilch (ab ca. 15. Tag) kontinuierlich an. So kann der steigende Energiebedarf bei relativ kleinen Trinkmengen gedeckt werden. Die Zusammensetzung des Fettes ist besonders gut verdaulich. Einen großen Teil der Fettsäuren stellt die Linolsäure. Diese essenzielle und daher lebenswichtige ungesättigte Fettsäure ist besonders bedeutsam für die Entwicklung des Gehirns und der Nervenzellen. Mehrfach ungesättigte Fettsäuren sind ein wichtiger Faktor für die Entstehung aller Membranen des menschlichen Körpers. Außerdem regulieren sie als Vorstufen von Gewebshormonen bestimmte Stoffwechselprozesse.

Eisen Eisen ist in geringen Mengen in Muttermilch enthalten, jedoch wird dieses durch das Enzym Laktoferrin größtenteils aufgenommen

> Das Allergierisiko wird durch Stillen gesenkt, weil keine Fremdeiweiße in den Organismus des Babys gelangen. Diese sind oft Ursache für die Entstehung von Allergien.

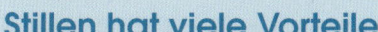

Stillen hat viele Vorteile

- Muttermilch ist hygienisch einwandfrei, gut temperiert, sofort verfügbar und kostenlos.
- Saugen an der Brust fördert die Kieferentwicklung und die Muskulatur des Babys.
- Es gibt seltener übergewichtige Babys, da Muttermilch ein Kind nicht überfüttern kann. Prägender Faktor ist dabei die geringe Menge Eiweiß in der Muttermilch. Zu viel Eiweiß bewirkt die Ausschüttung von Insulin, welches wiederum im Gehirn einen Hungerreiz auslöst. Muttermilch passt sich sogar dem Geschlecht des gestillten Kindes an. Jungen haben einen höheren Kalorienbedarf als Mädchen. So bekommen Jungen täglich ca. 200 Kilokalorien mehr als Mädchen.
- Gestillte Kinder bauen sehr schnell ihr Immunsystem auf und sind deshalb seltener krank. Die orale Toleranz wird trainiert, weil über die Muttermilch kleinste Mengen Allergene in den kindlichen Organismus gelangen und so die Verträglichkeit der Nahrung fördern. Stillen schützt vor Magen-Darm-Infekten und -Erkrankungen wie nekrotisierender Enterokolitis, Mittelohrentzündungen, schweren Atemwegserkrankungen und atopischer Dermatitis, einer Hautkrankheit. Vier- bis sechsmonatiges Stillen senkt das Allergierisiko um 50 % – die Kinder sind so nachhaltig bis zum vierten bis sechsten Lebensjahr geschützt.
- Mehrmonatiges Stillen senkt das Brustkrebsrisiko und fördert die Rückbildung der Gebärmutter.

(resorbiert). Am Geburtstermin geborene Kinder (37. bis 41. Schwangerschaftswoche) haben einen Eisenspeicher, der zudem bis zu ihrem sechsten bis siebten Lebensmonat ausreicht.

Vitamine Die Ernährung der Mutter beeinflusst die Zusammensetzung ihrer Milch. Ernährt sich eine Mutter ausgewogen, so deckt die Muttermilch im Allgemeinen den Vitaminbedarf des Babys.

Zu beachten sind die Vitamine K und D. Diese sind trotz optimaler Ernährung oft nur unzureichend vorhanden. Vitamin K ist ein wichtiger Bestandteil im Blutgerinnungssystem. Um Mangelblutungen zu verhindern, wird es den Kindern prophylaktisch gegeben. Bei den ersten drei Vorsorgeuntersuchungen erhalten die Babys zwei Tropfen Vitamin K in den Mund. Vitamin D erhalten die Kinder in Tabletten- oder Tropfenform bis zum zweiten Geburtstag. Vitamin D ist wichtig, um Kalzium in die Knochen einzulagern und diese somit zu härten. Da dieses Vitamin durch UV-Strahlung (also Sonnenlicht) in der Haut gebildet wird, ist umstritten, ob eine Gabe in den Sommermonaten notwendig ist.

Mineralien und Spurenelemente Ungefähr 0,3 % an Mineralien und Spurenelementen sind in der Muttermilch enthalten. Das ist im Vergleich zur Kuhmilch wenig, jedoch ist die biologische Verfügbarkeit durch bestimmte Proteine so hoch, dass der Gesamtbedarf gedeckt wird. Die Zusammensetzung kann nicht durch die mütterliche Ernährung beeinflusst werden.

Stillen in den ersten Tagen nach der Geburt

Sofort ab dem ersten Anlegen des Babys stellt Ihre Brust Milch zur Verfügung. Manche Frauen bemerken sogar schon während der letzten Schwangerschaftswochen, dass Milch aus ihrer Brust tropft.
Die erste Milch nennt sich Vormilch oder Colostrum. Pro Mahlzeit wird ungefähr ein Esslöffel Milch tröpfchenweise von Ihrem Baby getrunken. Das mag Ihnen vielleicht zu wenig vorkommen, aber bedenken Sie:

• Der Magen des Neugeborenen ist nur so groß wie eine kleine Murmel. Er dehnt sich in seinen ersten Lebenswochen auf Tischtennisballgröße.
• Babys schlucken zwar im Mutterleib Fruchtwasser, sie haben aber noch nie gleichzeitig geschluckt und geatmet. Um ein permanentes Verschlucken des Kindes zu verhindern, ist es also gut, dass die Milch nur tropft.

Muttermilch ist perfekt zusammengesetzt. Lediglich die Vitamine D und K werden prophylaktisch zusätzlich gegeben.

Fünf bis sechs Monate ist das Baby optimal mit allen Nährstoffen durch ausschließliches Stillen versorgt. Ab dem sechsten bis siebten Lebensmonat ist Muttermilch als alleinige Nahrung nicht mehr ausreichend. Es wird Zeit, den Speiseplan zu erweitern und mit der Beikost zu beginnen (siehe Seite 85ff.).

• Der durch die kleinen Mahlzeiten verursachte häufige Hunger führt zu regelmäßigem Aufwachen des Neugeborenen. Das Baby wird dann gestillt und kann üben, an der Brustwarze zu saugen, um die richtige Saugtechnik zu erlernen. Bis zum Milcheinschuss sind 6 bis 14 Stillmahlzeiten in 24 Stunden normal. Außerdem kann ein sehr lange und tief schlafendes Kind eher das Atmen »vergessen«. Es ist also gut, dass es regelmäßig wach ist und trinkt. Schlafen ist aber auch wichtig für die Gehirnentwicklung. Ein gesundes Neugeborenes, das von sich aus 6-mal in 24 Stunden trinkt und sonst viel schläft, sollte man deshalb nicht wecken.

> Das Kind in den ersten Lebenstagen vor und nach den ersten Tagen des Stillens zu wiegen ist unsinnig, da so geringe Mengen nicht messbar sind. Außerdem führt das Wiegen zur Verunsicherung und stört das erfolgreiche Stillen.

Die Vormilch

Colostrum enthält sehr viele Eiweiße, Abwehrstoffe und zahlreiche Mehrfachzucker (HMO). Fett ist relativ wenig enthalten, was es leichter bekömmlich macht. Die Vormilch wird schnell verdaut und regt den Darm an, seine Tätigkeit aufzunehmen. Kindspech wird ausgeschieden. Die Gabe von zusätzlicher Flüssigkeit ist nicht nötig – es sei denn, es gibt eine medizinische Begründung.

Wenn regelmäßig angelegt wurde, ist die Brust am Ende des zweiten Tages schon deutlich schwerer und voller. Es hat sich mehr Milch gebildet. Sie sehen nach dem Stillen Milch im Mund des Babys und hören auch ein Schluckgeräusch während der Saugpausen. Meist saugt das Kind drei bis fünf Mal und schluckt dann hinunter. Die Kinder sind oft zufriedener als am Vortag.

Die Übergangsmilch

Am dritten Tag nach der Geburt schießt die Muttermilch – oft sehr heftig – ein. Die Brust ist durch eine verstärkte Durchblutung und mehr Lymphe warm und prall gefüllt. Jetzt ist so viel Milch da, dass es das Baby kaum schafft, die Brust zu leeren. Diese Milch heißt Übergangsmilch und steht bis zum 14. Tag nach der Geburt zur Verfügung. Sie ist leicht fließend und noch fettarm. Nach längerem Saugen des Neugeborenen an einer Brust wird sie aber fetthaltiger und damit sättigender.

Die reife Frauenmilch

Nach dem 15. Tag heißt die Milch reife Frauenmilch. Diese ist fetthaltiger als die Übergangsmilch. Fett macht satt und ist der Grund, weshalb die Kinder bei nahezu gleich bleibenden Trinkmengen gut gedeihen. Beispielsweise sind wir Erwachsenen nach dem Genuss von einem Glas Milch länger »satt« als nach dem Trinken eines Glases Wasser. Fett hält einfach länger vor.

Auch im weiteren Verlauf der Stillzeit verändert sich die mütterliche Milchzusammensetzung. Sie passt sich den jeweiligen Bedürfnissen des Kindes an.

Wie stille ich?

Achten Sie bei der Klinikwahl darauf, dass Sie Ihr Baby 24 Stunden bei sich im Zimmer haben können (»Rooming-in«). Es gibt auch baby- und stillfreundliche Krankenhäuser mit spezieller Auszeichnung. Die sogenannte Stillplakette verleiht die UNICEF für ein einheitliches Stillmanagement und besonders geschultes Personal.

Meist erfolgt das erste Anlegen des Babys noch im Kreißsaal in den ersten zwei Stunden nach der Geburt. In den Kliniken ist es inzwischen üblich, den Kontakt zwischen Eltern und Neugeborenem so ungestört und ruhig wie möglich beginnen zu lassen. Die Familie kann sich so mit allen Sinnen kennenlernen und genießen. Dieser Prozess wird als Bonding bezeichnet.

Beim ersten Anlegen des Babys im Kreißsaal assistiert die Sie betreuende Hebamme. Oft wird hier im Liegen gestillt, weil die Mutter von der Geburt noch sehr erschöpft ist. Häufig können Sie sich hier noch nicht allein um die richtige Technik kümmern. Das ist völlig normal, und Sie werden alles Nötige in den nächsten Tagen und Wochen lernen. Natürlich können bei einem heutzutage üblichen Klinikaufenthalt von drei bis fünf Tagen nicht alle Techniken des Stillens erlernt werden. Wunde Brustwarzen durch falsches Anlegen oder gar Entzündungen kommen vor.

Die Brüste »abzuhärten« – z. B. durch Massage oder Abreiben der Brustwarzen mit einem Tuch –, ist aber nicht zu empfehlen, weil es die empfindliche Haut nur reizt und heftiges Stimulieren der Warzen sogar Wehen auslösen kann.

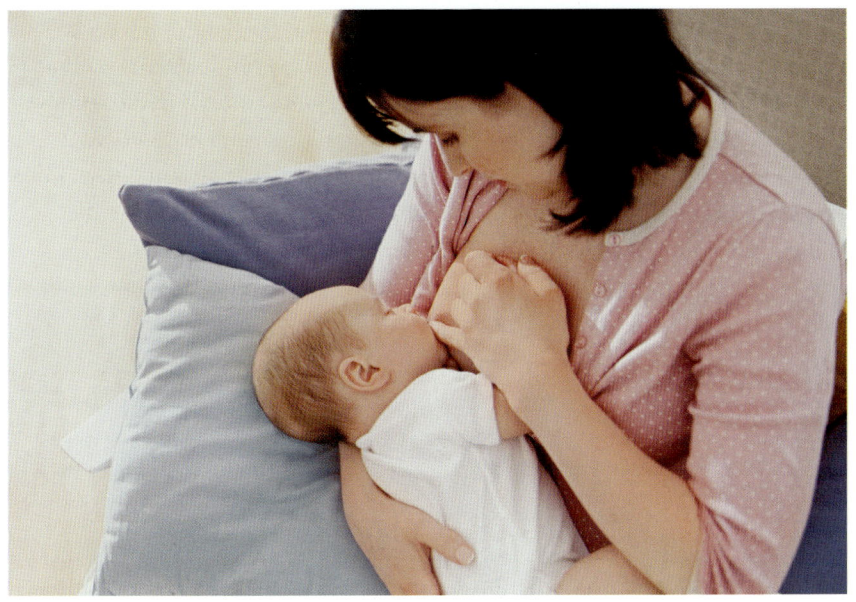

Mit einem Kissen zum Abstützen ist das Stillen im Sitzen für Mama und Baby bequemer, und die Brustwarze verrutscht nicht.

Stillen im Sitzen

Für diese Stillposition in den ersten Tagen nach der Geburt ist es entscheidend, dass Sie wirklich gut sitzen können und keine Schmerzen von eventuellen Dammriss- oder -schnittverletzungen haben. Denn durch Druck hervorgerufene Schwellungen können möglicherweise Wundfäden lösen und Nähte aufgehen lassen. Wählen Sie dann lieber die liegende Position.

Zum Stillen im Sitzen suchen Sie sich einen ruhigen und bequemen Platz. Sofa oder Sessel mit Rückenlehne und ausreichend Platz links und rechts sind gut.

Sitzen mit angelehntem Rücken im Bett ist auch gut. Legen Sie sich aber eine Rolle aus Kissen oder Decken unter die Kniekehlen. Das entspannt Bauch und Rücken.

Das freie Sitzen auf dem Stuhl, der Sofakante oder im Schneidersitz ist auch möglich. Meist ist das eine Position, die sich bei geübten Müttern später von allein entwickelt.

Organisieren Sie sich rechtzeitig und bereits in der Schwangerschaft eine Hebamme. Sie ist die Fachfrau, die mit Ihnen nach der Geburt das Stillen in aller Ruhe zu Hause übt. Hebammenhilfe ist eine Leistung der gesetzlichen und fast aller privaten Krankenversicherungen. Es entstehen also keine zusätzlichen Kosten.

Wenn Sie ab jetzt regelmäßig am Tag und in der Nacht stillen, achten Sie wirklich auf sich und Ihre Position. Verkrampftes Sitzen kann zu Kopf- und Nackenschmerzen führen.

Ein Fußbänkchen o. Ä. unter den Füßen und ausreichend Kissen zum Auspolstern werden benötigt. Gut eignen sich festere Kissen oder spezielle Stillkissen (es geht auch eine gerollte Decke). Platzieren Sie die Kissen nun so, dass Sie Ihr Baby darauflegen können.

Haben Sie eine eher kleinere Brust und die Brustwarzen zeigen nach oben, benötigen Sie höhere Kissen auf Ihrem Schoß. Der Mund des Babys soll dabei direkt vor der Brustwarze liegen. Wenn Sie sich anlehnen, zeigen die Warzen nicht nach vorn, sondern fallen mehr nach außen. Ihr Baby muss dann auch ein bisschen mehr nach außen (Richtung Achsel) gelegt werden, damit der Mund vor der Brustwarze liegt. Es sollte auf der Seite liegen. Ohr, Schulter und Hüfte Ihres Kindes bilden eine Linie. Seine Arme hat es vor seiner Brust angewinkelt. Ihr Baby muss so auf dem Kissen liegen, dass es nicht herunterrollt. Legen Sie ihm eventuell eine Handtuchrolle in den Rücken. Jetzt liegt es gut auf der Seite.

Bei einer größeren Brust, bei der die Brustwarzen eher nach unten zeigen, genügt oft ein kleines Kissen. Das Baby liegt dann so auf Ihrem Schoß, dass die Brustwarze von oben auf seinen Mund zeigt. Auch hier ist es sehr wichtig, dass der Mund Ihres Babys direkt vor der Brustwarze liegt. Eventuell liegt Ihr Baby jetzt fast in Rückenlage und nicht auf der Seite. Das ist auch in Ordnung. Hauptsache, es muss seinen Kopf nicht verdrehen.

Natürlich ist es ebenso möglich, das Baby in die Armbeuge zu legen. Dann stützen Sie den Ellenbogen auf ein Kissen. Achten Sie aber bitte darauf, dass Sie Ihre Schultern nicht hochziehen und dass das Kind nach dem »Andocken« nicht nach unten rutscht. Eine Positionsänderung kann zu falschem Saugen und später zu wunden Brustwarzen führen.

Wie lege ich richtig an?

Wiegegriff

Legen Sie Ihr Kind wie beschrieben auf das Kissen. Der Wiegegriff ist die klassische Stillposition. Der Kopf liegt vor der Brust. Die Beine zeigen zur anderen Brust. Nehmen Sie Ihre Brust von unten in die Hand. Möchten Sie z. B. die rechte Brust geben, nehmen Sie die rechte

Hand und greifen die Brust im C-Griff wie ein Schälchen. Dabei zeigt der Daumen nach außen Richtung Achsel, die Finger zeigen nach innen zur Körpermitte (Brustbein). Bitte greifen Sie nicht die Brustwarze oder den Warzenvorhof, sondern spreizen Sie die Hand weit und fassen Sie nur die Brust. Dieser Griff ermöglicht, ausreichend Brustgewebe zu »raffen«. Ihr Baby sollte nämlich die Brustwarze und möglichst viel vom Vorhof im Mund haben. Nur so kann es die Milch ausmassieren und schadet der Brustwarze nicht.

Mit der anderen Hand fassen Sie Ihr Kind im Nacken. Nehmen Sie bitte den Kopf in die Hand, ohne das Gesicht mit den Fingern zu berühren. Ihr Baby dreht sonst vielleicht den Kopf zur Seite der Finger und sucht dort nach der Brustwarze. Die Hand drückt auch nicht den Hinterkopf. Nun achten Sie auf den Mund Ihres Kindes. Es sucht damit die Brustwarze. Manchmal schreit es auf oder macht einen Kussmund. Berühren Sie eventuell die Lippen Ihres Babys mit der Brust, bis sich der Mund öffnet. Erst wenn es den Mund richtig aufsperrt, ist der richtige Zeitpunkt gekommen, Brustwarze und Mund zusammenzubringen.

Nur jetzt ist die Zunge unten, und so kann sie die Warze nicht wieder herausschieben. Die Brustwarze berührt den Gaumen, und Ihr Kind saugt. Die Lippen umschließen den gesamten Warzenhof. Die Unterlippe ist zum Kinn, die Oberlippe nach oben Richtung Nase ausgestülpt. Die Nase ist durch ihre Form und die Anlegetechnik frei, und die Brust muss nicht weggehalten werden. Haben Sie das Gefühl, das Baby bekommt so keine Luft, prüfen Sie nach dem »Andocken«, ob Sie es nicht zu sehr an sich drücken. Das Kinn berührt die Brust, die Nase eher nicht. Bitte führen Sie Ihr Kind zur Brust, nicht die Brust zum Kind, denn dann würden Sie Ihre bequeme Position verlassen.

Nun beginnt Ihr Kind zu saugen. Nach einigen kräftigen Zügen ist ein Vakuum entstanden. Jetzt können Sie Brust und Nacken loslassen. Da Sie weder Kind noch Brust angehoben haben, müsste das gut gehen. Das Baby liegt ja auf dem Kissen. Sie haben die Hände frei. Stützen Sie, wenn nötig, mit der einen Hand den Rücken. Jetzt können auch Sie etwas trinken, denn Stillen macht durstig.

Meist ergibt sich eine bequeme Stillposition nach einiger Zeit von allein – spätestens dann, wenn Sie wieder mobiler werden und auch mal unterwegs stillen. Übung macht eben auch hier die Meisterin.

Kleine Brust – wenig Milch? Große Brust – viel Milch? Nein! Die Brustgröße ist nicht entscheidend für den Stillerfolg. Ausschlaggebend sind die Drüsen und nicht das Fettgewebe um die Drüsen herum. Jede gesunde Brust kann Milch bilden.

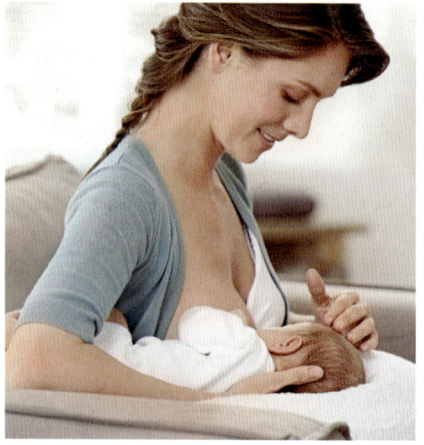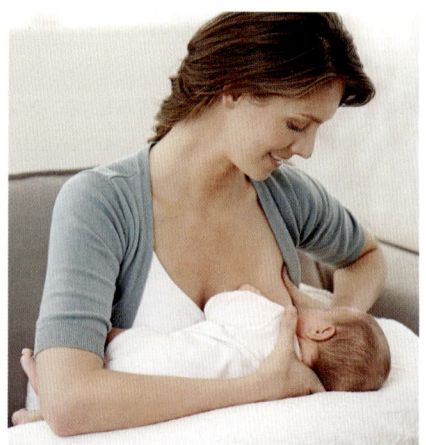

Links sehen Sie das Stillen im Rückengriff bzw. in der Fußballhaltung, rechts die klassische Stillposition im Wiegegriff.

Sie werden spüren, wann der sogenannte Milchspendereflex ausgelöst wird. Nach einiger Zeit intensiven Saugens fängt das Kind geräuschvoll an zu schlucken. Ein knackendes, gluckerndes Geräusch, verbunden mit einer Saugpause, um zu schlucken. Je nach Brust und Kind dauert es ein paar Sekunden bis zu einigen Minuten, bis der Reflex ausgelöst ist, manchmal verbunden mit einem Ziehen und Prickeln in der Brust. Der Milchspendereflex wird durch das Hormon Oxytocin ausgelöst, das beim Stillen ausgeschüttet wird. Es bewirkt ein Zusammenziehen der Brustdrüsen. Die Milch beginnt zu fließen.

Rückengriff bzw. Fußballhaltung

Legen Sie Ihr Baby wieder wie beschrieben auf das Kissen, das Kissen etwas seitlicher neben sich und nicht ganz auf den Schoß. Der Babykopf liegt wieder auf gleicher Höhe mit der Brust. Diesmal zeigen die Beine des Babys aber nicht zur anderen Brust, sondern unter Ihrem Arm hindurch nach hinten in Richtung Ihres Rückens – so, als ob Sie sich einen Ball unter den Arm klemmen.

Möchten Sie z. B. die rechte Brust geben, liegt Ihr Kind unter dem rechten Arm. Sein Kopf zeigt zu Ihrer Körpermitte (Brustbein), die Beine nach rechts hinten. Es liegt auf der Seite, sodass Ohr, Schulter und Hüfte eine Linie ergeben. Der Mund zeigt auf die Brustwarze. Ist das

Oxytocin ist auch das Hormon, das bei der Geburt die Wehen auslöst. Es ist der Grund für Nachwehen während des Stillens, die in den ersten Tagen nach der Geburt auftreten. Je mehr Kinder eine Frau geboren hat, desto schlimmer die Nachwehen.

Baby zu sehr unter Ihren Arm geklemmt, kommt es nicht gut an die
Brustwarze heran. Schieben Sie seinen Körper dann etwas weiter von
sich weg. Mit der rechten Hand greifen Sie den Nacken. Die linke Hand
umfasst Ihre rechte Brust von unten im C-Griff. Ihre Finger zeigen
bei dieser Position nach außen, der Daumen zum Brustbein. Achten Sie
darauf, die Brust so zu nehmen wie auch beim Wiegegriff beschrieben,
und fassen Sie nur die Brust und nicht die Brustwarze.
Stimulieren Sie eventuell wieder mit der Brust den Mund Ihres Babys,
bis es diesen weit öffnet. Durch Heranführen des Nackens bringen
Sie jetzt den Mund zur Brust, nicht umgekehrt, und halten ihn noch
so lange, bis das Baby »angedockt« ist. Dann können Sie Brust und
Nacken loslassen.

Rückengriff abgewandelt

Eine andere Variante der Fußballhaltung hat sich bei wunden Brustwarzen oder trinkschwachen Kindern bewährt. Auch für Kinder, die
noch nicht so gut gelernt haben, an der Brust zu trinken und mit der
Zunge die Brustwarze immer wieder herausschieben, ist sie geeignet.
Säuglinge, die von der Flasche oder einer Stillhilfe auf die Brust umgestellt werden sollen, lernen so eventuell besser die richtige Technik.
Hierbei liegt das Kind auch in der Fußballhaltung. Diesmal jedoch
nicht auf der Seite, sondern eher auf dem Rücken. Ihr Kind kann mit
beiden Augen nach oben schauen. Die Nase liegt unter der Brustwar-
ze und berührt die Brust nicht. Vielleicht benutzen Sie ein flacheres
Kissen. Möchten Sie die rechte Brust geben, liegt das Kind unter dem
rechten Arm, die Füße nach hinten. Mit der rechten Hand fassen Sie
Ihr Baby im Nacken. Die linke Hand greift die Brust. Dabei zeigt der
Daumen nach oben, die Finger sind unten – wie der C-Griff, nur kein
stehendes, sondern ein gekipptes Schälchen.
Stimulieren Sie mit der Brust (unterhalb der Warze) das Kind, den
Mund zu öffnen. Ist dieser weit geöffnet, führen Sie Mund des Babys
und Brustwarze zusammen, indem Sie Ihr Baby am Nacken zur Brust
schieben. Zuerst wird der untere Teil der Brustwarze (dort wo Ihre Finger sind) in den Mund auf die Zunge gelegt. Die Unterlippe stülpt sich

Stillen nach
Brustverkleinerung
bzw. -vergröße-
rung? Wurden
bei der Operation
die milchführen-
den Kanälchen
durchtrennt, kann
die Milch nicht
herausfließen. Bei
einer Brustvergrö-
ßerung ist dies eher
nicht der Fall, da
das Kissen hinter
den Muskel gelegt
wird. Wurde die
Brust verkleinert
und die Brustwarze
versetzt, sind grö-
ßere Verletzungen
wahrscheinlicher.
Je nach OP-Technik
ist ein Stillen oder
Teilstillen möglich.
Erfahrungsgemäß
klappt das aus-
schließliche Stillen
nach Brustverklei-
nerung nicht.

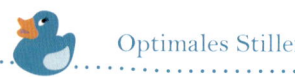

nach unten. Danach lassen Sie die Brustwarze in den Mund »rollen« – eventuell durch leichtes Andrücken des Daumens. Die Warze berührt den Gaumen, und das Kind beginnt zu saugen. Sollte der Daumen zum Teil mit im Mund sein, ziehen Sie diesen einfach zurück. Die Oberlippe stülpt sich gut nach außen.

Hat Ihr Baby nicht den größten Teil des Warzenvorhofs im Mund, saugt es nicht gut oder haben Sie Schmerzen – in all diesen Fällen lösen Sie das Baby und versuchen es noch einmal. Ist es richtig angesaugt, können Sie Brust und Nacken loslassen. Bei »trinkfaulen« Kindern empfiehlt es sich, weiter festzuhalten. Sie haben so alles besser unter Kontrolle und können durch Bewegungen zum Trinken animieren.

> Nuckeln ist nicht effektiv, denn es kommt dabei kaum Milch, und der Babyspeichel weicht die Brustwarzen auf.

Stillen im Liegen

Nach Dammverletzungen, einem Kaiserschnitt oder ganz einfach nachts ist es praktisch, im Liegen zu stillen. Legen Sie sich dazu auf die Seite. Möchten Sie die rechte Brust geben, legen Sie sich auf die rechte Seite. Die Brust liegt auf der Unterlage. Machen Sie es sich bequem. Auf dem Sofa können Sie sich gut anlehnen. Im Bett benötigen Sie eventuell Kissen oder eine Decke zum Auspolstern des Rückens. Besitzen Sie ein Stillkissen, können Sie es zwischen die Knie klemmen und das andere Ende als Rückenstütze für Ihr Baby benutzen. Andere Kissen gehen natürlich auch. Ihren Kopf betten Sie auf ein Kissen, Ihren rechten Arm strecken Sie nach oben oder legen sich auf den angewinkelten Arm. Stützen Sie sich eher nicht hoch. Das ist nicht bequem. Sollten Sie sich zum »Andocken« abstützen müssen, achten Sie darauf, dass die Brustwarze nicht verrutscht, wenn Sie es sich wieder gemütlich machen.

> Mit etwas Übung wird das nächtliche Trinken im Liegen für Mutter und Kind zur gemütlichsten und bequemsten Stillvariante.

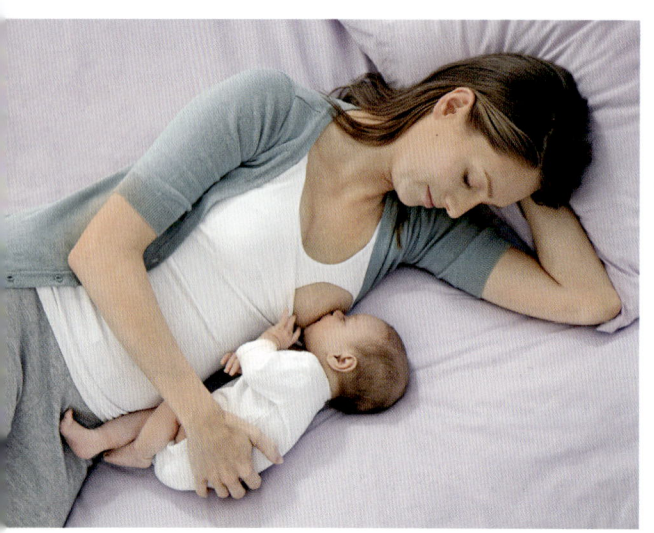

Ihr Baby legen Sie Bauch an Bauch vor sich, Ohr, Schulter und Hüfte in einer Linie. Der Säuglingsmund liegt wieder vor der Brustwarze. Manche Brustwarzen liegen nur dann direkt vor dem Mund, wenn sich die Mutter etwas zurücklehnt oder ein kleines gefaltetes Tuch unter ihre Brust legt.

»Raffen« Sie mit Daumen- und Zeigefinger das Brustgewebe. Geben Sie die Brust wieder erst bei weit aufgesperrtem Mund Ihres Kindes. Schieben Sie das Baby zur Brust, rücken Sie also nicht mit Ihrem Körper zum Baby. Eine Rolle, ein Kissen etc. über die gesamte Hinterseite des Kindes verhindert ein Zurückweichen des Köpfchens. Vielleicht brauchen Sie noch ein wenig Hilfe und Übung, um im Liegen stillen zu können. Kann das Baby aber erst allein die Brust finden, klappt das prima und ist für Mama und Kind so gemütlich, dass Sie sogar weiterschlafen können.

> Sport und Saunagänge sind in der Stillzeit übrigens kein Problem. Tragen Sie einen gut sitzenden BH. Trinken Sie sehr viel, um den Flüssigkeitsverlust auszugleichen.

Stillen auf einen Blick

- Sitzen oder liegen Sie bequem.
- Ohr, Brust und Bauch des Kindes sind auf einer Achse zu Ihrem Körper gewandt.
- Halten Sie mit der einen Hand Ihre Brust im C-Griff und mit der anderen das Kind im Nacken.
- Reichen Sie die Brust erst, wenn das Kind den Mund weit aufsperrt.
- Führen Sie das Kind zur Brust und nicht die Brust zum Kind.
- Die Lippen des Kindes umschließen den gesamten Warzenhof.
- Das Baby saugt, und Sie hören Schluckgeräusche.
- Ihre stillende Brust wird weicher, das Spannungsgefühl lässt nach.
- Lösen Sie Ihr Kind von der Brust, wenn es nur noch nuckelt und nicht mehr saugt und schluckt.
- Bieten Sie Ihrem Baby an, aufzustoßen.
- Füttern Sie es richtig satt: Vorspeise, Hauptmahlzeit, Nachtisch.

Wie lange wird gestillt?

Lassen Sie Ihr Kind saugen, solange es richtig saugt und schluckt. Kleine Pausen sind normal. Wenn es jedoch nur noch nuckelt oder gar einschläft, lösen Sie es von der Brust: Schieben Sie Ihren kleinen Finger zwischen Babys Lippen bzw. Mundwinkel und Ihrer Brustwarze in den Mund des Kindes und lösen so das Vakuum. Ziehen Sie Ihr Baby bitte nicht einfach ab. Das kann zu wunden Warzen führen, denn die Kleinen sind gut angesaugt. Nehmen Sie Ihr Baby hoch und probieren Sie, ob es aufstoßen möchte. Kinder, die Luft geschluckt haben, machen ein Bäuerchen, andere nicht. Warten Sie ca. fünf Minuten. Selten ist nach dieser Zeit noch etwas zu erwarten. Übrigens machen viele Kinder nachts gar kein Bäuerchen. Bieten Sie es aber trotzdem immer an.

Jedes Mal satt füttern

Sinnvoll ist es, ausgiebig zu stillen und beide Brüste zu geben. Saugen an der Brust ist für das Baby anstrengend und ermüdend. Viele Kinder schlafen deshalb nach relativ kurzer Zeit ein. Lässt man sie dann schlafen und legt sie ab, sind sie recht bald wieder wach und suchen erneut die Brust. Das ist für alle nervig und reizt die Brustwarzen unnötig. Nehmen Sie sich also die Zeit, Ihr Kind richtig satt zu stillen, und Sie werden mit einem länger schlafenden und zufriedenen Baby belohnt. Die Milch ist zu Beginn der Mahlzeit eher wässrig, gut gegen den Durst und als Vorspeise zu betrachten. Ihr Kind saugt eine Zeit lang gut und kräftig an der Brust, dann werden die Züge immer seltener, und es nuckelt nur noch. Lösen Sie es dann und bieten ein Bäuerchen an. Manche Neugeborenen werden von allein wieder wach, andere schlafen. Ziehen Sie Ihrem Baby etwas aus (Decke weg, Mütze ab, Strampelanzug aus o. Ä.). Es wird wach, und Sie können es zur Hauptmahlzeit nochmals an die gleiche Brust anlegen. Jetzt wird die Milch in dieser Brust nämlich fetthaltiger, gehaltvoller und hält länger vor. Fängt Ihr Baby nach einiger Zeit wieder an zu nuckeln und saugt nicht mehr, nehmen Sie es von der Brust. Bieten Sie ein Bäuerchen an,

Für die ersten vier bis sechs Wochen nach der Geburt gilt: Das ganze Stillen, inklusive Wickeln und Bäuerchen, sollte maximal eine Stunde dauern. 20 Minuten sind zu wenig, 1,5 Stunden zu viel (dann haben Sie Ihr Kind vermutlich zu lange nuckeln lassen). Je älter die Kinder werden, desto schneller schaffen sie es, die Brust auszutrinken. Mit drei bis vier Monaten trinken manche beide Brüste in zehn Minuten leer.

wechseln die Windel, ziehen es wieder an und geben zum Nachtisch die andere Brust. Hier darf es einschlafen, denn nun hat es richtig gut gegessen. Sie haben also beispielsweise rechts, rechts, links gestillt. Zur nächsten Mahlzeit beginnen Sie dann mit der Nachtischseite, also links, links, rechts. Sollte Ihre erstgegebene Brust nach der Hauptmahlzeit noch immer voll sein, können Sie diese auch zum Nachtisch reichen. Lassen Sie Ihre andere Brust bei starkem Druckgefühl eventuell etwas auslaufen, indem Sie den BH öffnen. Diese Brust hat so ein wenig Erleichterung.

Probleme beim Stillen

Startschwierigkeiten

Wenn das Stillen nicht von Anfang an funktioniert, bleiben Sie ruhig. Die Natur hat alles optimal eingerichtet. Sie brauchen keine Angst zu haben, Ihre Milch reiche nicht aus, sei zu »wässrig« oder zu »dünn«. Muttermilch ist perfekt zusammengesetzt. Vielleicht ist es anfangs noch schwierig, Ihr Baby an die Brust zu bekommen. Auch das schaffen Sie noch. Legen Sie es möglichst nicht an, wenn es schreit. In diesem Fall versuchen Sie es zu beruhigen und reichen erst dann die Brust. Eventuell ist es sinnvoll, noch im Halbschlaf des Kindes anzulegen, bevor es brüllt.

Der Milcheinschuss kann sehr heftig sein. Legen Sie Ihr Baby in den ersten Tagen häufig an. Die Milchproduktion kommt dann eventuell etwas sanfter in Fluss.

Milcheinschuss und zu viel Milch

Am dritten Tag nach der Geburt (nach Kaiserschnitt am fünften Tag) schießt die Milch ein. Die Brüste sind sehr voll und gespannt – möglicherweise so prall, dass Ihr Kind die Brustwarzen nicht mehr fassen kann. Keine Bange, nach ca. fünf Tagen ist alles weicher und klappt immer besser.

Sie können eine Brustmassage machen und die Milch ausstreichen: Fließt die Milch von allein – wunderbar. Sie können gleich mit der Massage beginnen. Tropft die Milch nicht, ist es sinnvoll, die Brüste zu erwärmen, z. B. mit warmen Waschlappen, einer Wärmflasche, oder stellen Sie sich einfach unter die Dusche. Beginnen Sie dann in kreisenden Bewegungen, die Brustdrüsen zu massieren.

Wenn Sie möchten, benutzen Sie ein Öl. Es gibt spezielle Brustöle, aber ein Baby- oder ein Schwangerschaftsöl tut es auch.

Die Brustdrüsen sind um die ganze Brust herum angeordnet. Beim Tasten spüren Sie knubbelige Knoten, vor allem an der Außenseite der Brust (Richtung Achsel). Kreisen Sie zuerst mit den Fingerspitzen oder dem Daumen. Streichen Sie dann von der Drüse Richtung Warzenvorhof. Dies wiederholen Sie um die ganze Brust herum. Stellen Sie sich vor, der Warzenvorhof ist eine Sonne und Sie streichen vom Ende des Sonnenstrahls zur Sonne hin. Um den Warzenvorhof herum sind die »Milchseen« angeordnet. Von dort kann die Milch nun ausgestrichen werden. Nehmen Sie dazu die Brust zwischen Daumen und Zeigefinger und schieben diese Richtung Brustwarze zusammen. Die Milch tropft heraus. Das wiederholen Sie um die ganze Brust herum (wie bei den Sonnenstrahlen). Streichen Sie so lange aus, bis Sie Erleichterung verspüren und der Warzenvorhof weicher ist. Haben Sie quasi einen »Nippel« geformt, den Ihr Baby in den Mund nehmen und saugen kann, prima! Sie waren erfolgreich.

Stillen Sie jetzt Ihr Kind wie beschrieben (Vorspeise, Hauptmahlzeit, Nachtisch). Ist die Brust danach immer noch so prall, wiederholen Sie die Massage, bis es sich gut anfühlt. Sehr wichtig ist es nun, die Brust zu kühlen. Dadurch ziehen sich die Gefäße zusammen, und es fließt nicht so viel Milch nach. Zum Kühlen eignet sich z. B. fetter Speisequark, den Sie sich auf die Brust streichen; das hilft sehr gut, ist aber eine »Sauerei«. Oder Sie verwenden Kohlblätter aus dem Kühlschrank mit Löchern für die Brustwarzen. Oder Cool-Packs oder anderes aus dem Eisfach – Hauptsache kalt. Wickeln Sie die Sachen aus dem Eisfach in eine Mullwindel oder ein Küchentuch, sonst kleben sie an der Haut. Mein persönlicher Favorit sind zwei Wegwerfwindeln, die mit Wasser getränkt wurden und im Eisfach lagen. Die Gelkügelchen der Windeln saugen sich mit Wasser voll, die Oberfläche klebt nicht, und Sie können diese Cool-Packs immer wieder verwenden. Kühlen Sie fünf bis

> Ist zu viel Milch vorhanden oder liegt ein Milchstau vor, sollte die Brust auf jeden Fall nach dem Stillen gekühlt werden.

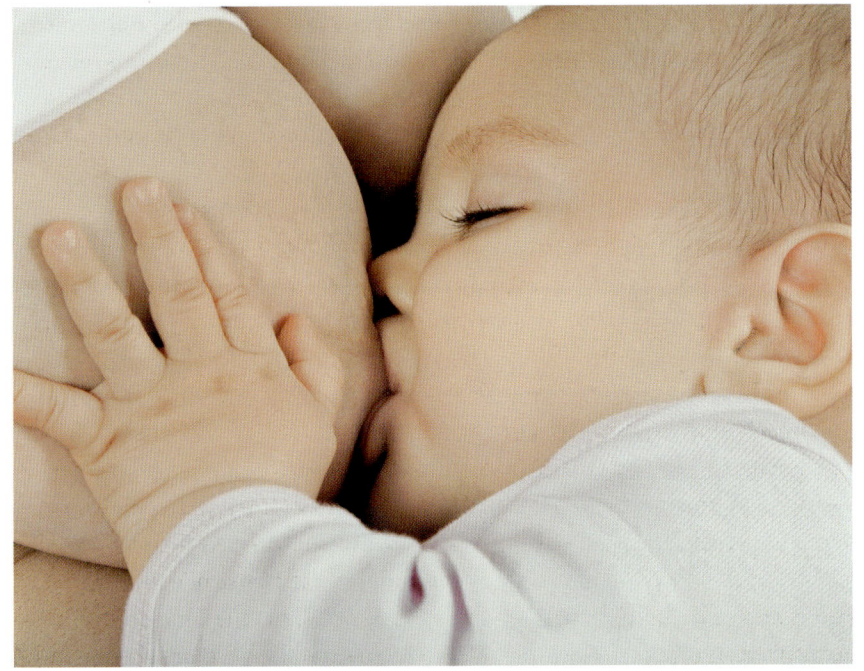

Bei Milchstau ist es wichtig, eine Still-position zu finden, bei der Ihr Baby mit dem Kinn in Rich-tung zur gestauten Stelle anliegt.

zehn Minuten. Die Brustwarzen sollten beim Kühlen immer ausgespart werden. Schläft Ihr Kind längere Zeit (drei bis vier Stunden), kühlen Sie nach 1,5 Stunden ruhig erneut.

Milchstau

Ein Milchstau kann durch Abdrücken der Milchkanäle auftreten. Möglicherweise ist der BH zu eng. Tragetücher und Tragesitze können Brustdrüsen ebenfalls einschnüren. Vielleicht haben Sie auch ungünstig gelegen. In der ersten Zeit nach der Geburt ist es sinnvoll, mit einem gut sitzenden, aber nicht zu engen Still-BH oder Stillbustier zu schla-fen. So hat die Brust mehr Halt.

Von einem Milchstau spricht man, wenn Brustdrüsen und Milchkanäle nicht oder nicht ausreichend entleert werden – also Milch in der Brust bleibt. Die gestaute Stelle wird meist rot und hart und ist druckemp-findlich bis schmerzhaft.

Stress ist die Hauptursache für einen Milchstau. Halten Sie die Bettruhe unbedingt ein!

Häufig kommt es innerhalb kürzester Zeit (ein bis drei Stunden) zu Fieber und grippeartigen Symptomen wie Kopf- und Gliederschmerzen, Schüttelfrost und allgemeiner Schlappheit. Ursache für den Milchstau ist sehr oft Stress. Während des Wochenbetts genügen schon ungewollte Gäste, ein kleiner Streit, seelischer Druck oder Hektik, wenn das Baby anhaltend weint, und schon stauen sich sensible Brüste. Der Körper benötigt dann dringend Ruhe.

Also ab ins Bett und Ruhe halten – je früher, desto schneller ist der Stau wieder weg. Legen Sie Ihr Kind an, auch wenn es wehtut. Da, wo das Kinn des Babys hinzeigt, wird am meisten Milch ausgetrunken. Das Kinn zeigt also Richtung Knoten. Wählen Sie die Stillposition danach aus. Ziehen Sie beim Stillen den BH aus, so kann die andere Brust gleich mit auslaufen. Das bringt Erleichterung. Fließt die Milch nicht gut, so sollte die Brust vor dem Stillen erwärmt werden. Heiße Waschlappen oder eine sehr warme Dusche lassen die Milch wieder fließen. Nach dem Stillen tasten Sie die Brüste gut ab. Ist noch immer ein Knoten zu tasten, versuchen Sie, diesen vorsichtig auszustreichen (siehe Seite 30). Bitte die Brust nicht quetschen. Möglichst auch nicht abpumpen, weil das die Milchproduktion anregt. Eventuell ist es günstig, die Brust einmal komplett leerzupumpen. Ist die Brust etwas weicher, unbedingt fünf bis zehn Minuten kühlen, um die Gefäße zu verengen und den Einschuss zu verzögern. Sie sollten im Bett bleiben und versuchen zu schlafen. Paracetamol oder Ibuprofen sind die Wirkstoffe gegen Schmerzen, die Sie einnehmen dürfen. Sinkt das Fieber nicht deutlich oder bleiben die Symptome, müssen Sie Ihre Hebamme oder Ihren Arzt aufsuchen. Ein Milchstau kann sonst zu einer Entzündung führen.

Ein Milchstau ist kein Grund abzustillen, auch wenn das Problem andauert. Richtiges Anlegen und Massagen bringen Besserung. Beobachten Sie die Brust gut, weil die ehemals gestaute Stelle in den nächsten vier bis sechs Wochen empfindlich bleiben kann.

Brustentzündung (Mastitis)

Wenn die Symptome eines Milchstaus trotz Behandlung bestehen bleiben, das Fieber nicht aufhört und die Brust heiß, knotig und rot ist, sind wahrscheinlich Keime in die Brust eingedrungen. Ihr Körper schafft es nicht mehr, die Entzündung zu bekämpfen.

Sie müssen zwingend einen Arzt aufsuchen. Nun erhalten Sie ein Antibiotikum, trotz dessen Einnahme es möglich ist, weiter zu stillen. Die Entzündung sollte jetzt rasch abklingen. Wird eine Brustentzündung nicht behandelt oder verschleppt, kann die Drüse vereitern und muss operativ geöffnet werden. Gehen Sie also unbedingt rechtzeitig zum Arzt! Manchmal geben Ärzte in diesem Fall ein Medikament, das die Milchmenge reduziert oder sogar abstillt. Solche Medikamente sind in den meisten Fällen unnötig. Sprechen Sie mit Ihrer Hebamme oder holen Sie eine zweite Meinung in der Klinik ein.

Flach-, Hohl- und Schlupfwarzen

Sind Ihre Brustwarzen eher flach oder sogar nach innen gezogen, empfehle ich Ihnen, Brustwarzenformer zu tragen. Diese sind in der Apotheke oder Drogerie in verschiedenen Größen erhältlich. Brustwarzenformer sind Plastikschälchen, die mit einer Silikonmembran bespannt sind. In der Membran ist ein Loch. Dort kommt die Brustwarze hinein und wird herausgedrückt und geformt. Die Former werden im BH getragen. Es wäre gut, die Schälchen bereits in den letzten vier Wochen vor der Geburt zu tragen; nach der Geburt dann immer, bis direkt vor dem Anlegen des Kindes. Nach einiger Zeit hat sich Ihr Baby die Brustwarzen »zurechtgesaugt«. Ein Tragen der Former wird dann nicht mehr nötig sein.

Es sind auch Brusthütchen auf dem Markt. Das sind Brustwarzen aus Silikon, die während des Stillens getragen werden – eine Brustwarzenverlängerung sozusagen. Diese Hütchen sind nicht zu empfehlen, und wenn, nur für eine kurze Zeit. Ihr Kind soll ja lernen, aus Ihrer Brustwarze zu trinken, und es kann beim Hütchen wie bei Nuckel oder Flasche zur Saugverwirrung kommen. Außerdem ist der Saugreiz auf die Brust geringer. Die Milchmenge kann zurückgehen, weil das Baby nicht so viel Milch aussaugt wie direkt aus der Warze. Möglicherweise bekommt Ihr Kind so zu wenig zu essen. Aber auch hier gibt es Ausnahmen: lieber mit Hütchen stillen als gar nicht!

Bleibt die feste Stelle nach dem Stillen und der Massage bestehen, und das Fieber geht trotz der Einnahme von Paracetamol oder Ibuprofen nicht zurück, gehen Sie unbedingt zum Arzt!

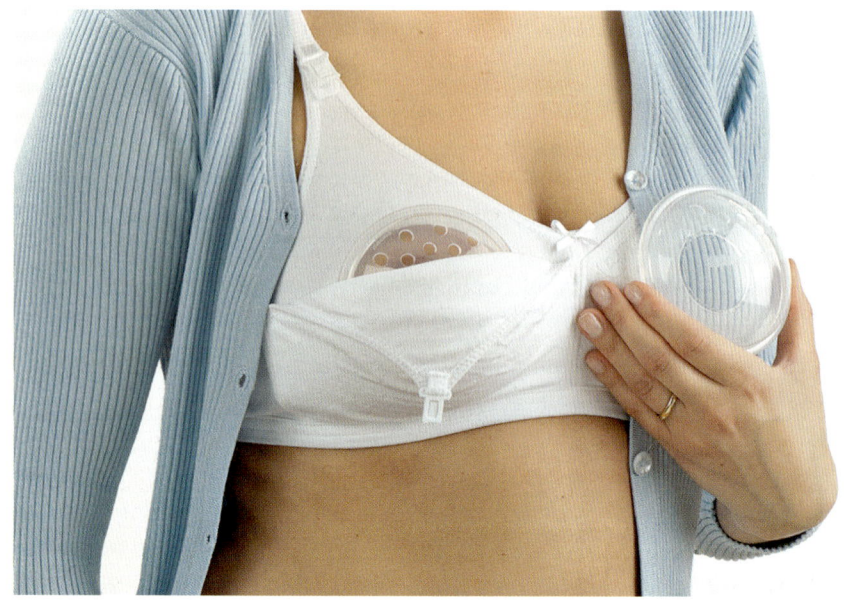

Durch das Tragen von Brustwarzen-formern treten flache Warzen hervor.

Manchmal genügt es auch, die Brust ein bis zwei Minuten mit einer Milchpumpe »anzupumpen«, um die Brustwarze hervortreten zu lassen, und das Baby im Anschluss daran anzulegen. Oder sie mit den Fingerspitzen »zurechtzuzupfen«.

Wunde, rissige Brustwarzen

Malträtierten Brustwarzen hilft ein Überprüfen und Korrigieren der Stillposition. Hat Ihr Baby die Brustwarze nicht richtig im Mund (es lutscht nur vorn herum) oder liegt es nicht gut, rutscht die Warze beim Saugen nicht über die weiche Zunge, sondern über die harte Zahnleiste. Das reizt und tut weh. Viel Luft, d.h. BH aufklappen und ein weites Baumwoll-T-Shirt tragen, können helfen. Verteilen Sie nach dem Stillen einen Tropfen Milch auf der Warze (das schützt die Haut) und lassen alles gut trocknen, bevor Sie den BH schließen. Wunden heilen am besten an der Luft und in trockener Atmosphäre. Die Brustwarzen weichen so nicht auf. Lanolincreme, nach dem Stillen dünn auf die getrocknete Brustwarze aufgetragen, fördert die Heilung.

In den beiden Wochen nach der Geburt gilt: Es ist ein bisschen wie »Hornhaut« auf den Brustwarzen zu bekommen. Sie müssen sich erst ans Stillen gewöhnen.

Es gibt Brustwarzenschoner zu kaufen, die ähnlich wie Brustwarzenformer funktionieren. Sie werden ebenfalls im BH getragen, haben aber
ein größeres Warzenloch und zusätzliche Luftlöcher. Diese Schoner
sind gut geeignet, wenn Sie keine Berührung der Brust ertragen.
Auch können Sie Ihre Brustwarzen mit einer Rotlichtlampe bestrahlen;
der wärmende Effekt bewirkt eine verstärkte Durchblutung und fördert
so die Wundheilung. Zwischen Brust und Lampe sollte unbedingt ein
ausreichend großer Abstand (mindestens 50 Zentimeter) sein, damit es
nicht zu heiß wird.

Diverse Cremes helfen auch. Probieren Sie verschiedene Wirkstoffe,
beispielsweise:
- Lanolin, das Fett aus der Schafswolle, macht die Brustwarzen ge-
  schmeidig und sollte dünn zwei bis drei Mal täglich aufgetragen
  werden.
- Propolis kann auch helfen. Es handelt sich hier um einen harzigen
  Stoff, der von Honigbienen gesammelt und mit Wachs, Pollen, äthe-
  rischen Ölen und Speichelfermenten weiterverarbeitet wird. Propolis
  hat antibiotische Eigenschaften. In der Apotheke kann man es als
  Salbe kaufen. Es wird ebenfalls zwei bis drei Mal täglich dünn auf die
  wunden Brustwarzen aufgetragen.
- Dextrosecreme (eine »Zuckercreme«) unterstützt die Hautgranula-
  tion, und Wunden heilen rascher. Sie können auch Dextrosepulver
  (»Dextro Energy«) auf die Brustwarzen streuen. Klären Sie bei dieser
  Variante vorher mit dem Arzt ab, ob es sich um einen Pilzbefall der
  Brustwarze handelt. Pilze mögen Zucker, und Dextrose würde alles
  verschlimmern.

Soor (Pilzbefall)

Nicht selten kommt es zum Soorbefall im Mund und am Po des Babys.
Pilze gibt es überall. Meist schaden sie nicht. Ist das Immunsystem
noch schwach, kann ein Pilz sich jedoch verbreiten. Eine wunde, rissige
Brustwarze bietet leider auch einen idealen Nährboden, weil Pilze es
warm und feucht mögen. Schauen Sie deshalb genau, ob Ihr Kind weiße

Natürlich ist es
nicht normal, beim
Stillen Schmerzen
zu haben, jedoch ist
es manchmal in der
ersten Zeit trotz-
dem so. Halten Sie
durch und stillen
Sie weiter, auch
wenn Krüstchen
auf der Brust-
warze entstehen.
Das Gewebe heilt
dennoch. Pflegen
Sie die Warzen mit
den hier genannten
Tipps. Der Schorf
fällt dann ab – und
Sie haben keine
Schmerzen mehr.

Beläge im Mund hat, die man nicht abwischen kann. Milchreste lassen sich mit einem Tuch entfernen, Pilze nicht. Oft hat Ihr Baby gleichzeitig einen roten Po. Auch blutige kleine Bläschen können entstehen. Die Brustwarzen sind pink gefärbt. Im Fall eines Pilzbefalls können Sie entsprechende Salben in der Apotheke kaufen. Es gibt ein Mundgel für den Pilz im kindlichen Mund und eine Heilsalbe für den Po des Babys sowie für die mütterlichen Brustwarzen. Bitte nicht das Mundgel, sondern wirklich die Heilsalbe für die Brust benutzen. Das Gel ist nur für die Mundschleimhaut geeignet. Die Brustwarze nach jedem Stillen eincremen und vor dem Stillen wieder abwischen. Das Gel nach jedem Stillen im Mund des Kindes verteilen. Nach ein paar Tagen schon sind die Symptome verschwunden. Behandeln Sie dann noch eine Woche länger, damit der Pilz nicht gleich zurückkommt.

Bläschen auf der Brustwarze

Haben Sie ein oder mehrere Bläschen auf der Brustwarze, prüfen Sie Folgendes: Ein weißes, milchgefülltes Bläschen ist völlig harmlos. Es handelt sich lediglich um einen mit Haut überwachsenen Milchausgang. Diesen können Sie selbst mit einer desinfizierten Nadel sehr vorsichtig und nur oberflächlich öffnen. Sie können aber auch abwarten, ob das Bläschen nicht bei den nächsten Stillmahlzeiten von selbst verschwindet.

Problematisch ist ein Herpesbläschen. Dies ist mit einer klaren Flüssigkeit gefüllt. Bitte auf keinen Fall öffnen! Nicht mehr anlegen, sondern Ihre Hebamme konsultieren oder einen Arzt aufsuchen. Nachts beim Kreißsaal oder auf Ihrer Wochenstation vorstellen. Herpes kann für Säuglinge bis sechs Monate lebensgefährlich sein. Deshalb unbedingt ärztlich abklären lassen!

> Vorsicht bei Herpesbläschen: Herpesviren sind für Kinder im ersten Lebenshalbjahr sehr gefährlich.

Mehrbelastung durch Zwillinge

Stillen von Zwillingen ist gut möglich, bedarf aber erfahrungsgemäß einer besonders großen Motivation und längerer Unterstützung durch die Hebamme. Es dauert eine Weile, den richtigen Dreh und das Handling herauszufinden, bis beide Kinder gleichzeitig gut an der Brust trinken. Ist es zeitlich möglich, nacheinander zu stillen, machen Sie das. Sie können die Kinder eventuell auch in der Autoschale oder dem Schaukelwipper bzw. der Liege aufs Sofa stellen und sie so eher nacheinander anlegen. Achten Sie darauf, einen Platz zu finden, wo die Kinder nicht herunterrollen können. Haben beide Babys zur gleichen Zeit Hunger, ist es vielleicht nervenschonender, gleichzeitig anzulegen. Die Fußballhaltung ist praktisch. Legen Sie dazu Ihre Kissen oder Ihr Stillkissen so um Ihren Körper, dass Sie links und rechts ein »Podest« zum Ablegen der Kinder haben. Ein Kind bekommt die rechte, das andere die linke Brust. Beim nächsten Stillen wird getauscht. Beide Kinder im Wiegegriff anzulegen funktioniert auch. Dabei kreuzen sich die Beine der Kinder im X.

Möglich ist auch, ein Kind im Wiegegriff und ein Kind in der Fußballhaltung (parallel) zu stillen. Auch auf der Seite liegend kann gestillt werden. Dabei liegt ein Kind unten, vor Ihnen (wie beim Stillen im Liegen beschrieben, Seite 26f.). Das andere Kind bekommt die obere Brust. Dazu liegt es in Seitenlage quer auf Ihnen (wie eine liegende Fußballhaltung), gestützt durch Kissen hinter Ihnen.

Achten Sie darauf, beide Kinder an beiden Brüsten zu stillen – nicht jedem Kind seine Brust. Ein Kind saugt immer kräftiger als das andere bzw. sie saugen unterschiedlich lange. Die Brüste würden so unterschiedlich stimuliert werden. Damit beide Brüste ausreichend Milch produzieren, sollten Sie immer wechseln, beispielsweise als »Vorspeise« und »Hauptmahlzeit« dieselbe Brust geben und zum »Nachtisch« die Kinder tauschen. Beim nächsten Stillen tauschen die Kinder wieder die Brüste.

> Wenn Zwillinge gestillt werden, ist es sehr wichtig, dass beide Kinder beide Brüste zu trinken bekommen, um diese gleichmäßig zu stimulieren.

Frühchen und sehr kleine Neugeborene

Ist ein Baby vor der 37. Schwangerschaftswoche auf die Welt gekommen, spricht man von einer Frühgeburt. Frühchen und zarte, kleine Kinder (Geburtsgewicht unter 3000 Gramm) schaffen es zum Teil noch nicht, ausdauernd und kräftig an der Brust zu trinken. Damit sie gut gedeihen, muss häufig Milch dazugefüttert werden. Muttermilch kann dazu abgepumpt und entsprechend dem Befinden des Kindes gefüttert

> Zu früh geborene Kinder haben manchmal angeborene Leistenbrüche. Durch anhaltendes Schreien tritt der Bruch eher hervor.

werden. Kinder, die sehr viel früher geboren sind, werden oft in der ersten Zeit über eine Magensonde gefüttert, weil sie manchmal noch nicht richtig saugen und schlucken können (das Stillen klappt erst ab einem Geburtstermin in der 33./34. Schwangerschaftswoche) oder sogar noch künstlich beatmet werden müssen. Die Kinder werden später meist erst einmal mit der Flasche gefüttert und müssen dann lernen, aus der Brust zu trinken. Sinnvoll ist es aber, die Babys so früh wie gesundheitlich möglich an die Brust zu gewöhnen. Lassen Sie Ihr Kind nuckeln, während es noch Milch über die Nasensonde dazugefüttert bekommt. Lösen Sie den Milchspendereflex durch ein- bis fünfminütiges Abpumpen aus. Fließt die Milch, legen Sie an. Jetzt hat es Ihr Baby leichter. Allmählich wird Ihr Baby dann immer mehr durch das Stillen ernährt. Lassen Sie Ihrem Kind Zeit, das Saugen zu erlernen. Seien Sie nicht zu ehrgeizig und lassen Sie Ihr Baby nicht zu lange schreien, sollte das Anliegen nicht klappen. Frühchen sind schwach und werden schnell müde. Hier gilt: Geduld.

Ikterus (»Neugeborenengelbsucht«)

Zwischen dem dritten und siebten Tag nach der Geburt werden manche Kinder etwas gelb und trinkfaul, d. h. sie schlafen sehr viel und an der Brust ständig ein. Die Haut bekommt eine »zu gesunde Möhrchenfarbe«. Auch das Weiß der Augen kann gelb werden. Hier liegt keine wirkliche Gelbsucht vor. Die Leber ist nicht erkrankt. Vielmehr ist es ein Anpassungsprozess des Neugeborenen an das Leben außerhalb des Mutterleibs. Es werden Bestandteile roter Blutkörperchen abgebaut, die nicht mehr benötigt werden. Dabei wird Bilirubin (ein gelber Stoff) frei und muss über die Verdauung ausgeschieden werden. Da die Organe eines Neugeborenen noch nicht ausgereift sind, schafft der Organismus manche Abbaufunktionen nicht so schnell. Deshalb werden Neugeborene gelb. Je kleiner ein Kind ist und je früher es geboren wurde, desto größer die Wahrscheinlichkeit, dass es gelb wird – also bei einer Frühgeburt oder zu geringem Körpergewicht. Auch bei einer vorliegenden Blutgruppenunverträglichkeit (AB0-Unverträglichkeit) oder einer Rhesusinkompatibilität (bei Rh-negativen Müttern) kommt es häufiger zum Ikterus.

Neugeborene werden physiologisch zwischen dem dritten und siebten Lebenstag etwas gelb. Das Bilirubin kann nicht schnell genug ausgeschieden werden und lagert sich in der Haut ab.

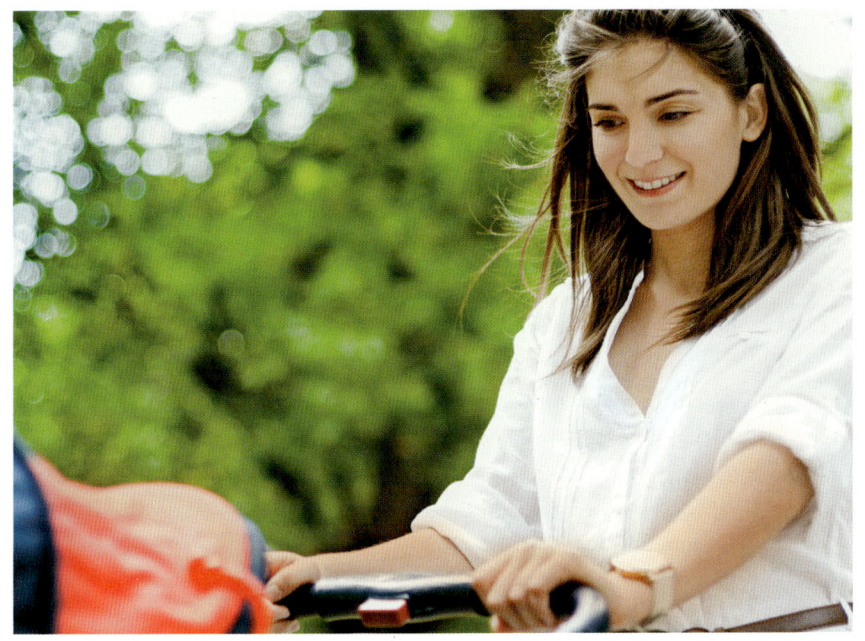

Bei nicht behand-
lungsbedürftiger
Neugeborenengelb-
sucht sollten Sie
für eine natürliche
Lichttherapie das
Tageslicht ausnut-
zen bzw. Ihr Baby
immer mal wieder
für kurze Zeit
direktem Sonnen-
licht aussetzen.

Um Ihr Kind nicht so gelb werden zu lassen, setzen Sie es bitte vermehrt dem Tageslicht aus, denn Sonne/Licht baut Bilirubin (den gelben
Farbstoff) ab.

Legen Sie es mindestens sechs bis acht Mal in 24 Stunden an. Je mehr
es trinkt, desto mehr scheidet es aus, und je mehr es ausscheidet, desto
geringer die Gefahr, gelb und schlapp zu werden. Der gelbe Farbstoff
Bilirubin wird mit ausgeschieden. Zu den Mahlzeiten sollte Ihr Baby
nicht so warm angezogen sein, denn das schläfert ein. Stillen Sie z. B.
so: Vorspeise rechte Brust. Nuckelt das Kind nur und saugt nicht mehr,
nehmen Sie es von der Brust. Stecken Sie ihm dazu Ihren kleinen Finger in den Mund und lösen das Vakuum. Versuchen Sie es zuvor, zum
Weitertrinken zu animieren, indem Sie es am Rücken, den Füßen oder
unter den Armen »kitzeln«. Bieten Sie drei bis fünf Minuten lang ein
Bäuerchen an.

Ziehen Sie es aus (Decke weg, Mütze ab, Strampelanzug aus, Pulli aus).
Jetzt ist es wieder wach, und Sie können zur Hauptmahlzeit nochmals

die rechte Brust reichen. Danach bieten Sie wieder ein Bäuerchen an und wechseln die Windel. Dabei erwachen die meisten Neugeborenen. Ziehen Sie das Baby wieder an und reichen zum Nachtisch die linke Brust. Hier darf es jetzt einschlafen. Zur nächsten Mahlzeit beginnen Sie mit der Nachtischbrust. Schauen Sie beim Stillen nicht so sehr auf die Uhr. Achten Sie mehr darauf, was Ihr Kind macht, und animieren Sie es zum Trinken.

Vorspeise, Hauptmahlzeit und Nachtisch sollten inklusive Bäuerchen und Windelwechsel maximal eine Stunde dauern. Je fitter das Kind in den nächsten Tagen und Wochen wird, desto schneller leert es die Brüste. Ein Baby mit zwei bis vier Monaten trinkt häufig nur noch 7 bis 15 Minuten. Nehmen Sie sich also die Zeit, das dauert nun einmal so lange am Anfang, und lassen Sie sich nicht entmutigen. Spätestens nach zwei Wochen sind auch gelbe und »faule« Babys wach und trinken immer besser. Haben Sie auch hier Geduld.

Ist Ihr Baby gelb, muss der Bilirubinwert kontrolliert werden, um einschätzen zu können, ob es behandlungsbedürftig ist. Auch wenn Ihr Baby trotz aller Bemühungen nicht wach wird, es apathisch oder fiebrig ist, muss der Bilirubinwert im Blut untersucht werden. Ist der Wert zu hoch (Hyperbilirubinämie), bekommt das Kind eine Blaulichttherapie. Dazu wird das Baby nackt in ein Wärmebettchen gelegt und mit speziellem Licht bestrahlt. Dadurch sinkt der Wert, und das Baby ist wieder wacher. Diese Therapie findet in der Kinderklinik statt. Lassen Sie sich mit in die Klinik aufnehmen, damit das Stillen nicht unterbrochen wird. Es ist günstig, die Brust vor dem Stillen mit der Pumpe zu stimulieren und so den Milchspendereflex auszulösen. Ihr Kind muss sich dann nicht so anstrengen. Falls das Baby auch dazu zu schwach ist, pumpen Sie regelmäßig Milch ab, um die Milchproduktion aufrechtzuerhalten (siehe Seite 56).

Besteht nicht die Möglichkeit, mit dem Kind in der Klinik zu bleiben, lassen Sie sich eine elektrische Doppelmilchpumpe verordnen und pumpen Sie zu Hause ab. Bringen Sie die Milch in die Klinik. Achten Sie darauf, dass Sie selbst ausreichend essen, trinken und schlafen. Bei dem ganzen Stress geht die Milch leicht zurück. Eventuell muss dann dazugefüttert werden. Prophylaktisches Zufüttern von Säuglingsmilch oder Glukoselösung in den ersten 48 Stunden nach der Geburt sollte nur bei medizinischer Notwendigkeit erfolgen.

Kinder mit besonderen Problemen

Saugen setzt eine Zusammenarbeit von Muskulatur und den entsprechenden Zentren im Gehirn des Kindes voraus. So erfordert das Stillen bei neurologischen und körperlichen Behinderungen besonders viel Geduld.

Trinkschwache Neugeborene stillen Sie am besten in der zweiten Variante der Fußballhaltung. Sie haben so die beste Möglichkeit, das Kind zum Saugen zu animieren.

Hat Ihr Kind das Downsyndrom, zählt es wahrscheinlich zu den trinkschwachen Babys. Seine relativ große Zunge ist beim Stillen nicht hinderlich. Stillen fördert die Bildung der Muskulatur, die für das Sprechen erforderlich ist. Diese Kinder neigen eher nicht zur Saugverwirrung, sodass Flaschen- und Brustfütterung möglich sind. Bei Kindern mit Lippen-Kiefer-Gaumenspalte ist das Ansaugen und Bilden eines Vakuums das Problem. Je nach Schweregrad der Spaltbildung ist das richtige Andocken erst nach operativem Schluss möglich. Oder aber es genügt das Verschließen des Spaltes beim Stillen durch den mütterlichen Daumen bzw. Finger. Auch gibt es kleine Prothesen (Gaumenplatten), die dem Baby zum Stillen eingesetzt werden. Bewährt hat sich hier die Variante zwei der Fußballhaltung.

Herzkranke Kinder werden je nach Art des Herzfehlers sofort nach der Geburt auf die Intensivstation verlegt. Sie ermüden sehr schnell und werden bei geringer Anstrengung blau. Diese Babys werden zunächst über Sonden ernährt. Meist ist ein Stillen einige Tage später möglich. Zur Spastik neigende Babys können manchmal kaum trinken, weil sie einen extremen Würgreflex haben. Versuchen Sie diesen abzutrainieren, indem Sie mit dem Finger wiederholt die Zungenspitze berühren. Ist das irgendwann möglich, drücken Sie leicht auf die Zunge. Ihr Baby gewöhnt sich so allmählich an die Berührung. Der starke Würgreflex geht zurück.

»Besondere Kinder« und ihre Familien benötigen besondere Unterstützung. Hebammenhilfe und sogar eine häusliche Kinderkrankenpflege stehen Ihnen zu.

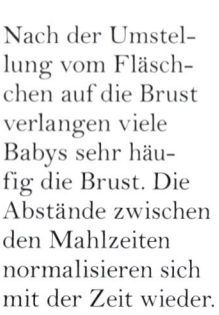

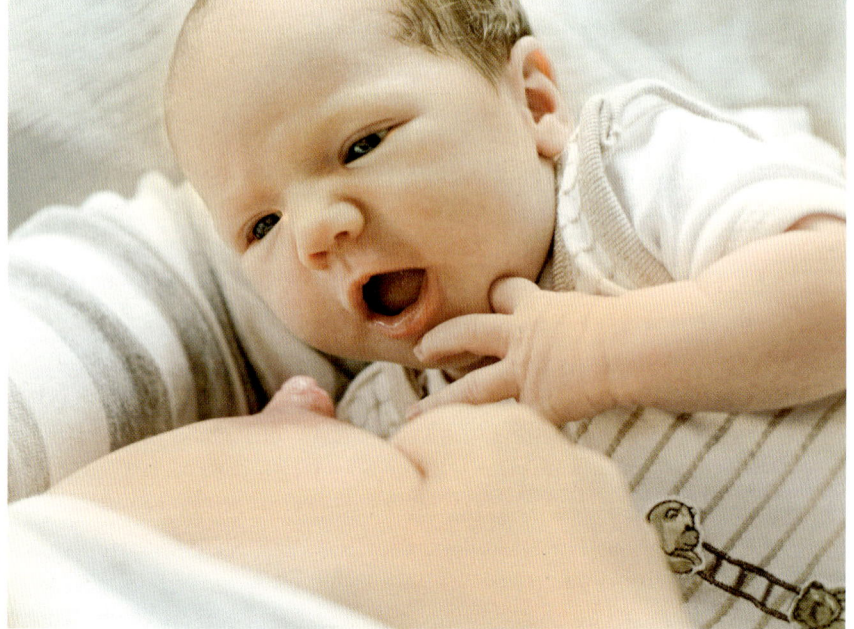

Nach der Umstellung vom Fläschchen auf die Brust verlangen viele Babys sehr häufig die Brust. Die Abstände zwischen den Mahlzeiten normalisieren sich mit der Zeit wieder.

In jedem Fall steht Ihnen die Betreuung durch eine Hebamme, mit ärztlicher Verordnung auch über die achte Lebenswoche hinaus, zu. Ist die Behinderung vor der Geburt bekannt, suchen Sie sich eine Klinik mit Kinderstation. Es gibt auch solche mit speziell ausgebildeten und erfahrenen Stillberaterinnen. Fragen Sie danach, denn Sie werden besondere Hilfe benötigen. Das macht den Start wesentlich leichter. Lassen Sie sich in jedem Fall eine elektrische Milchpumpe verordnen, um nach dem Stillen abzupumpen. Dies sorgt für eine Aufrechterhaltung der Milchproduktion, auch dann, wenn Ihr Baby nur schwach saugt.

Umstellen von Flasche auf Brust

Sie mussten Ihrem Neugeborenen Milch aus der Flasche dazufüttern. Jetzt hat sich Ihre Milchmenge durch Abpumpen gesteigert und/oder Ihr Baby saugt mittlerweile besser. Beachten Sie bitte, dass es für Kinder wesentlich leichter ist, eine Flasche zu entleeren als eine Brust. An der Brust trinken die Kinder in den ersten Lebenswochen länger. Nach dem Umstellen ist es normal, wenn es häufiger die Brust verlangt. Wurde Ihr Baby in der Kinderklinik behandelt, hat man es dort sicherlich alle vier Stunden gefüttert. Jetzt sind Sie zu Hause, und alles ist anders. Das ist normal. Gestillt wird eben nach Bedarf und nicht nach Uhrzeit. Bedenken Sie unbedingt, dass muttermilchernährte Babys mit kleineren Milchmengen gedeihen als mit Formulamilch (Pulvermilch) ernährte Säuglinge. Ihr Kind wird also nicht so viel Muttermilch benötigen, wie es Pulvermilch getrunken hat. Schreiben Sie sich einen Tag lang auf, wann und wie viel Milch Ihr Baby aus der Flasche trinkt. Beginnen Sie danach jede Mahlzeit mit dem Stillen und füttern nach Bedarf Milch aus dem Fläschchen dazu.

Leihen Sie sich eventuell eine Babywaage in der Apotheke oder bitten Ihre Hebamme um eine Stillprobe. Dabei wird das Kind vor und nach dem Stillen gewogen. Nach dem Milcheinschuss sollte so viel Milch vorhanden sein, dass die getrunkene Menge gewogen werden kann. Sie wissen jetzt, wie viel das Baby aus der Brust trinkt und wie viel es eventuell noch hinterher benötigt. Reduzieren Sie alle ein bis drei Tage die nach dem Stillen gegebene Milchmenge um zehn Milliliter, je nachdem, wie gut das klappt. Ihr Baby saugt ja an der Brust und muss sich nun allmählich mehr anstrengen, um seine Nahrung zu bekommen. Es trinkt also immer mehr aus der Brust und immer weniger aus dem Fläschchen. Nach zwei Wochen trinken fast alle Kinder dann größtenteils aus der Brust. Sie stillen jetzt vielleicht alle eineinhalb bis zwei Stunden. Halten Sie durch, die Abstände werden wieder länger. Füttern Sie nur noch 10 oder 20 Milliliter aus dem Fläschchen dazu, lassen Sie das auch mal weg und reichen abgekochtes Wasser. Möglicherweise können Sie auch das weglassen.

Machen Sie noch eine Stillprobe und kontrollieren die Gewichtsentwicklung in den nächsten zwei bis drei Wochen. Nimmt Ihr Baby zwischen 150 und 250 Gramm pro Woche zu, ist das sehr gut. Falls nicht oder ist Ihr Baby sehr unzufrieden, konsultieren Sie Ihre Hebamme. Vielleicht ist es dem Kind doch zu schnell gegangen. Geben Sie dann ein wenig Milch nach dem Stillen. Möglicherweise benötigt es ja nur zu

> Babys gewöhnen sich sehr rasch daran, dass die Milch aus dem Fläschchen leicht fließt. Das Umstellen auf die Brust erfordert deshalb Geduld und Nerven. Beim Fläschchen Calma der Firma Medela müssen die Kinder saugen wie an der Brust. Das ist ein gutes Training und kann die Umstellung erleichtern.

bestimmten Zeiten zusätzlich das Fläschchen. Unternehmen Sie ruhig
später einen zweiten Anlauf.

Wachstumsschübe

In der kindlichen Entwicklung gibt es Wachstumsschübe. Sie kommen
zu relativ festen Zeiten vor. Der erste nach ein bis zwei Wochen nach
der Geburt. Der zweite nach vier bis sechs Wochen und noch einer mit
12 bis 16 Wochen. Wer viel wächst, braucht viel zu essen. Die Kinder
haben besonders viel Hunger und wollen »ständig« an die Brust.
Um die Abstände zwischen den Mahlzeiten wieder normal werden zu
lassen, muss die Milchmenge gesteigert werden. Lesen Sie dazu den
folgenden Abschnitt.

Milchmenge steigern bei zu wenig Milch

Die Milchmenge reguliert sich durch Angebot und Nachfrage. Saugt
das Kind häufig an der Brust, wird auch häufig Milch zur Verfügung
gestellt. Saugt es seltener, geht die Milch allmählich zurück. Ihr Körper
ist schlau und verschwendet seine Energie nicht an sinnloses Produzieren. Benötigt Ihr Baby mehr Milch, hat es mehr Hunger und will
häufiger die Brust. Legen Sie es nach Bedarf an, und die Milchmenge
steigert sich. Nach 72 Stunden ist meist wieder ausreichend Milch da.
Die Stillabstände normalisieren sich. Stillen Sie mindestens sechs bis
acht Mal am Tag.
Unterstützen können Sie Ihren Körper, indem Sie Folgendes beachten:
Trinken Sie reichlich und achten Sie auf Ihren Durst. Eineinhalb Liter
Flüssigkeit am Tag sind ein absolutes Muss. Stellen Sie sich immer ein
Glas Wasser zum Stillen bereit, damit Sie »auffüllen« können, was Ihr
Kind getrunken hat. Tee mit Anis, Fenchel und Kümmel (Stilltee) regt
die Produktion an. Salbei, Kamille, Pfefferminz, Kaffee, schwarzer und
grüner Tee hemmen die Produktion. Überlegen Sie, ob Sie genug und
nahrhaft essen.
Stillen Sie mit beiden Brüsten im Wechsel. Legen Sie während einer
Mahlzeit links, rechts, links, rechts oder umgekehrt an. Nehmen
Sie vielleicht sogar eine Uhr zu Hilfe und stillen so: fünf bis sieben

> Beachten Sie bitte:
> Häufiges Anlegen
> steigert die Milch-
> produktion, seltenes
> Anlegen drosselt
> sie.

Minuten links, fünf bis sieben Minuten rechts, drei bis fünf Minuten links, drei bis fünf Minuten rechts und noch einmal ein bis drei Minuten links und ein bis drei Minuten rechts. Beim nächsten Stillen fangen Sie rechts an. Das gibt einen starken Reiz für die Produktion. Sollten Sie Milch abpumpen, machen Sie das wie beschrieben mit der Pumpe. Bei der Doppelmilchpumpe können beide Brüste gleichzeitig abgepumpt werden. Das spart Zeit.

Gönnen Sie sich Zeit zum Stillen. Verschieben Sie den vielen Besuch oder den Einkaufsbummel. Vermeiden Sie Stress. Holen Sie sich Hilfe für ältere Kinder und den Haushalt. Der Arzt kann eine Haushaltshilfe verordnen, die die gesetzliche Krankenkasse bezahlt. Milch fließt bei Ruhe und Entspannung viel besser. Massieren Sie die Brüste mit etwas Öl vor dem Stillen in kreisenden Bewegungen. Lassen Sie sich den verspannten Nacken massieren. Erwärmen Sie Ihre Brüste gut, beispielsweise mit einem heißen Waschlappen, einer Wärmflasche oder einer sehr warmen Dusche. Wärme öffnet die Gefäße, und die Milch kann leichter fließen.

Ab und zu ist der Milchfluss ein Problem. Der Spendereflex wird nicht ausgelöst, und die Milch ist zwar da, kann aber nicht herausfließen. Probieren Sie erst alle Arten der Entspannung wie beschrieben aus. Rufen Sie eine Hebamme zu Hilfe. Übrigens: Alkoholische Getränke regen die Milchbildung nicht an – sondern verringern sie sogar!

Sollten Sie Medikamente einnehmen, eine Schilddrüsenstörung haben oder rauchen, kann das der Grund für den Rückgang der Milch bzw. unzureichendes Nachproduzieren sein. Obwohl die Minipille »nur « Gestagen enthält und in der Stillzeit eingenommen werden darf, habe ich oft erlebt, dass die Milchmenge gedrosselt wird und Kinder an der Brust weinen. Lassen Sie auch Ihren Bluteisenwert (Hb) untersuchen. Ist er zu niedrig, müssen Sie Eisentabletten oder Kräuterblutsaft zu sich nehmen. Ein erschöpfter Körper produziert nicht gut Milch. Bei großen Stillproblemen kann eine Stillberaterin hinzugezogen werden. Es gibt auch Stillgruppen oder Stillcafés, die über längere Zeit aufgesucht werden können. Diese sind häufig in stillfreundlichen Kliniken und in Hebammenpraxen zu finden.

Je gelassener die Eltern sind, desto ruhiger ist das Baby, und desto besser fließt die Milch. Also: nur keinen Stress!

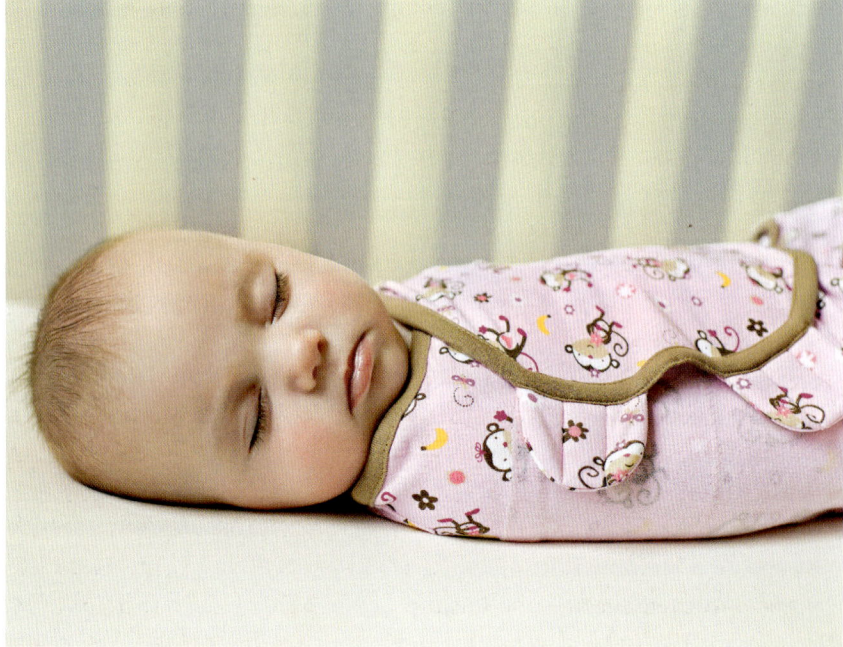

Durch Pucken, das feste Einwickeln des Babys in ein Tuch, bekommt Ihr Kind fühlbare Grenzen wie in der Gebärmutter und damit ein Stück vorgeburtliche Ruhe und Geborgenheit.

Das Kind ist sehr unruhig

Bekommt das Kind genug zu essen? Diese Frage beschäftigt fast alle frisch gebackenen Eltern. Das Kindlein sucht ständig und saugt an allem. Es weint, sobald man es ablegt. Fakt ist: Es tut nichts, um seine Eltern zu ärgern. Kinder weinen nicht grundlos. Säuglinge wollen saugen. Es ist ein angeborener Reflex. Sie können also gar nicht anders als an allem zu nuckeln. Streichelt man ein Neugeborenes an der Wange oder stimuliert die Lippen, so sucht es. Aber nicht jedes Suchen ist Hunger. Frisch geborene Kinder haben auch noch andere Reflexe. Einer von ihnen ist z. B. der Moro-Reflex oder Umklammerungsreflex. Er bewirkt das Hochreißen und Zucken der Ärmchen beim Hinlegen des Babys.

Auch im Schlaf fuchteln viele Neugeborene mit den Armen, erschrecken sich und erwachen. Manche machen das bei Aufregung und weinen auf dem Wickeltisch oder beim Anlegen/Füttern, wenn sie sehr hungrig

Der Moro-Reflex verursacht ein »Hochschrecken« der Arme und ist häufig die Ursache für unruhige Neugeborene. Mit drei bis vier Monaten verschwindet der Reflex.

sind. Der Reflex ist die häufigste Ursache für unruhige Kinder in den ersten zwei bis drei Monaten. Versuchen Sie einmal, Ihr Baby ganz fest in ein dünnes Tuch zu wickeln. Die Methode heißt Pucken. Man wickelt das Tuch so fest um den Oberkörper des Kindes, dass es die vor der Brust liegenden Arme nicht mehr herausgestrampelt bekommt.

Entwickelt sich Ihr Baby gut?

Neugeborene benötigen mindestens sechs bis acht Stillmahlzeiten in 24 Stunden. Sie sollten dabei saugen und schlucken, nicht nur nuckeln. Die Stilldauer beträgt maximal eine Stunde. 10 Minuten sind zu kurz, 90 Minuten zu lang. Die Brüste sind nach der Mahlzeit deutlich weicher als vorher. Ihr Baby hat etwas Milch im Mund oder Mundwinkel. Manchmal spuckt es beim Bäuerchen. In 24 Stunden hat es mindestens fünf bis sechs nasse Windeln und regelmäßig (ein bis sieben Mal) Stuhlgang. Der Stuhl ist (ab dem siebten Lebenstag, wenn das Kindspech ausgeschieden ist) breiig bis flüssig und sieht aus wie Curry mit Hüttenkäse. Die Gewichtszunahme in den ersten vier bis sechs Lebenswochen beträgt 200 Gramm pro Woche (800 Gramm pro Monat). Ist das alles so, bekommt Ihr Kind genug zu essen. Sie werden bald das Vertrauen finden, denn Sie sehen, dass Ihr Kind wächst und gedeiht.

Ab der sechsten bis achten Lebenswoche trinken viele Kinder nur noch fünf bis sechs Mal. Das ist in Ordnung. Sie benötigen viel kürzere Zeit, um die Brüste zu entleeren. Manche trinken beide Brüste in 7 bis 15 Minuten leer. Stuhlgang haben sie eventuell nur noch einmal am Tag, nachts gar nicht mehr. In Wachstumsphasen haben manche Kinder bis zu zehn Tage gar keinen Stuhlgang. Solange sie ausschließlich gestillt werden und keine Beschwerden haben, ist das normal. Es gibt weiterhin fünf bis sechs nasse Windeln in 24 Stunden. Die wöchentliche Gewichtszunahme sinkt. Sie beträgt zwischen der siebten Woche und dem fünften Monat 500 bis 700 Gramm pro Monat. Ab dem sechsten Monat nehmen Babys 400 Gramm im Monat zu. Babys sollten mit sechs Monaten ihr Geburtsgewicht verdoppelt, mit einem Jahr verdreifacht haben. Sie wachsen ca. 25 Zentimeter bis zum ersten Geburtstag. Beides wird von der Hebamme und bei den Vorsorgeuntersuchungen vom Kinderarzt kontrolliert.

Gestillte Kinder nehmen in den ersten zwei Monaten schneller und vom dritten bis zwölften Lebensmonat langsamer zu als mit Säuglingsmilch ernährte Babys.

Das klingt brutal, ist es aber nicht. In der Gebärmutter hatte das Kind engen Kontakt zu allen Seiten. Hat es den Arm oder das Bein strecken wollen, ist es an die Wand gestoßen. Jetzt ist so viel Platz in der großen, weiten Welt, dass es damit zunächst nicht zurechtkommt. Pucken ist eine geniale Methode, um Neugeborene zu beruhigen. Schreit es noch beim Einwickeln, ist es sofort ruhig, wenn man es auf den Arm nimmt. Ist es gefüttert und eingeschlafen, können Sie es »gepuckt« ins Bettchen legen. Es schläft jetzt wahrscheinlich besser. Ihr Kind sollte beim Schlafen in Rücken- oder Seitenlage den Kopf so weit zur Seite gedreht haben, dass das Ohr der höchste Punkt des Kopfes ist. So ist das Köpfchen aus dem Profil zu sehen, und der Hinterkopf kann sich nicht unschön verformen.

Weint das Kind permanent an Ihrer Brust oder hat es mindestens 20 Minuten gesaugt und steckt noch immer die Hände in den Mund, ist es hungrig. Lassen Sie die Gewichtsentwicklung Ihres Babys überprüfen. Klären Sie, ob genug Milch vorhanden ist. Stillproben über einen Tag können helfen. Sie wissen dann, wie viel Ihr Kind am Tag trinkt. Es wird angegeben, dass Babys die Menge von einem Fünftel bis einem Sechstel ihres Gewichts pro Tag trinken sollen. Diese Angabe ist natürlich widersprüchlich, wenn Ihr Kind viel abgenommen hat. Also Vorsicht! Hat Ihr Neugeborenes schon 10 % abgenommen, sollte es ein Fünftel bis ein Sechstel seines Geburtsgewichts trinken. Ab dem 14. Lebenstag soll es wöchentlich 200 Gramm zunehmen.

Das Baby nimmt nicht zu

Ist die Gewichtsentwicklung unzureichend oder stagniert sie, müssen Sie handeln. Legen Sie ein Stillprotokoll an, um die Frequenz der Mahlzeiten zu kontrollieren. Legen Sie mindestens sechs bis acht Mal in 24 Stunden an. Mit einer Stillprobe erfahren Sie, wie viel Milch das Baby aus der Brust saugt. Dazu wiegen Sie Ihr Kind vor und nach der Stillmahlzeit. Eine andere Möglichkeit, die vorhandene Milchmenge zu kontrollieren, ist abzupumpen, statt zu stillen. Sie müssen aber eine gute elektrische Milchpumpe benutzen, um ein aussagekräftiges Ergebnis zu erhalten. Lesen Sie dazu Seite 56.

Für Frauen, die Muttermilch abpumpen, gilt: täglich 600 Milliliter Milch am Ende der zweiten Woche sind ein gutes Zeichen für eine ausreichende Milchproduktion.

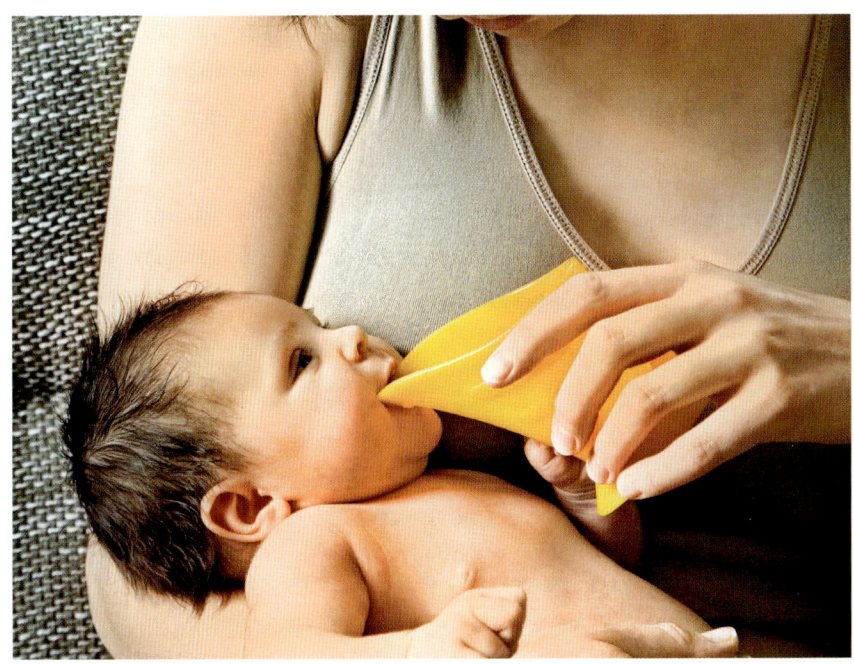

Wenn Sie zufüttern, stillen Sie bitte Ihr Baby zunächst und geben Sie ihm anschließend die Milch.

Ist die Milchmenge nicht ausreichend, muss zugefüttert werden. Legen Sie Ihr Kind in jedem Fall zuerst an die Brust. Pumpen Sie danach die eventuell verbliebene Milch ab und füttern damit nach. Reicht die Muttermilch nicht aus, wählen Sie eine »HA-Pre«-Milch und füttern diese dazu. Wichtig ist, dass Sie nach jedem Stillen abpumpen, um die Brust zu stimulieren (siehe Seite 56).

Wechselstillen (Wechsel zwischen linker und rechter Brust) bzw. Wechselpumpen regt die Produktion besonders gut an. Um Stillen und Pumpen so stressfrei wie möglich zu gestalten, rate ich Ihnen, Muttermilch und »HA-Pre«-Milch im Wechsel nachzufüttern. Stillen Sie und reichen danach ausschließlich »HA-Pre«-Milch. Pumpen Sie dann ab und stellen Sie die abgepumpte Milch in den Kühlschrank. Zur nächsten Mahlzeit stillen Sie und füttern die abgepumpte und erwärmte Muttermilch nach. Wenn Ihr Baby satt ist, pumpen Sie in Ruhe nach. Sollte eine Portion Muttermilch nicht ausreichen, besteht die

Möglichkeit, zwei Pumpportionen zusammenzuschütten. Füttern Sie dann zwei Mal »HA-Pre«-Milch nach und geben zur dritten Mahlzeit ausschließlich Muttermilch.

Möglicherweise kann Ihr Baby nicht effektiv saugen, weil das Zungenbändchen zu kurz ist. Die Zungenspitze ist beim Versuch, die Zunge herauszustrecken, herzförmig eingedrückt. Sollte das so sein, muss das Bändchen eventuell durchtrennt werden. Das ist nicht so schlimm, wie es klingt, aber sehr wichtig, damit das Kind gut saugen und später deutlich sprechen kann. Der Kinderarzt trennt das Bändchen durch. Das geht sehr schnell und bedarf keiner Betäubung.

Bruststreik

Manchmal streiken Babys. Sie wollen einfach nicht an die Brust, weinen und drücken sich ab, schreien und »docken« nicht »an«. Tritt dieses Verhalten gleich bei den ersten Stillversuchen auf, ist das besonders frustrierend. Versuchen Sie, ruhig zu bleiben. Sind Sie noch in der Klinik, holen Sie eine Schwester zu Hilfe. »Pucken« Sie das Baby zum Stillen. Legen Sie es an, bevor es vor Hunger schreit. Sind Sie zu Hause angekommen, ist manchmal schon alles gut. Die gewohnte Umgebung für die Mutter wirkt sich beruhigend auf den Säugling aus. Probieren Sie noch mal alle Stillpositionen aus. Ist das »Andocken« das Problem? Prüfen Sie auch das. Lassen Sie einen Kinderarzt das Zungenbändchen ansehen. Schafft es Ihr Baby nicht, seine Zunge herauszustrecken, oder bildet die Zungenspitze eine Furche, ist das Bändchen vielleicht zu kurz. Es würde dann durchtrennt werden. Das ist wichtig für das Saugen und späteres Sprechen.

Nehmen Sie sich Zeit und Ruhe für die Mahlzeiten. Kein Besuch. Kein Stress. Holen Sie sich bitte ausschließlich fachlichen Rat. Sprechen Sie mit Ihrer Hebamme. Untersucht werden sollte auch der Nacken des Neugeborenen. Eine schwere Geburt, ein Kaiserschnitt oder das lange Liegen in Beckenendlage sind manchmal Gründe für starke Verspannungen oder überstreckte Muskulatur. Die Kinder schreien im Liegen. Dann braucht Ihr Kind Physiotherapie oder osteopathische Behandlungen.

Nimmt Ihr Baby nicht ausreichend zu, kontaktieren Sie Ihre Hebamme, um das Problem zu analysieren, bevor Sie zufüttern.

Die Ursachen für einen Bruststreik sind mannigfaltig. Will Ihr Kind trotz guten Gedeihens plötzlich nicht mehr an die Brust, lautet die Devise: durchhalten!

Manchmal ist man selbst das Problem. Stillen Sie Ihr Kind, weil es ja das Beste sein soll – oder weil Sie wirklich stillen möchten? Gehen Sie noch einmal in sich. Stillen ist kein Zwang, und ein Baby ist am glücklichsten, wenn seine Mama lacht. Fröhlich ein Fläschchen zu geben ist besser, als genervt zu stillen.

Geben Sie das Stillen aber auch nicht zu früh auf. Zwischen dem dritten und achten Tag nach der Geburt heulen fast alle jungen Mütter. Die Hormonumstellung, Geburtsverletzungen, wunde Brustwarzen, Milcheinschuss, Verantwortung für ein schreiendes Kind, Alleinsein in der Klinik können dafür verantwortlich sein. Der Babyblues vergeht auch wieder. Lassen Sie sich von Ihrem Partner in den Arm nehmen und weinen Sie sich aus. In zwei Wochen fragen Sie sich, warum Sie überhaupt geheult haben. Holen Sie sich wirklich fachliche Hilfe, denn abgestillt ist schnell. Milch zurückzaubern ist fast unmöglich.

Ein Bruststreik nach ein paar Wochen oder Monaten ist etwas anderes. Häufig sind Hormone die Ursache. Nehmen Sie wieder die Pille? Bekommen Sie Ihre Menstruation? Die Milch schmeckt plötzlich anders, und Ihr Kind protestiert. Haben Sie zu viel unternommen? Vielleicht rettet ein Tag zu Hause die Situation. Ein neues Parfüm oder duftende Kosmetikprodukte können Ihr Baby auch irritieren.

Kommen die ersten Zähne oder schieben sie sich ins Zahnfleisch? Ihr Baby sabbert und steckt die Fäuste in den Mund. Vielleicht hat es keinen Hunger, sondern zahnt. Wird es vielleicht krank, hat sich erkältet (Schnupfen/Blasenentzündung) und ist deshalb unruhig? Gehen Sie lieber zum Arzt.

Haben Sie noch genug Milch? Gedeiht Ihr Kind? Vielleicht hat es einen Entwicklungsschub, und der Tag ist zu aufregend, dass es nicht gut trinkt. Stillen Sie Ihr Baby im Halbschlaf und nachts.

Haben Sie alle Möglichkeiten bedacht und es stecken keine Krankheit oder Schmerzen dahinter, so halten Sie dennoch durch. Ruhe, Geduld und immer wieder üben zahlen sich aus. Wenn Ihr Kind richtig Hunger hat, wird es trinken. Beginnen Sie bitte nicht, Milch abzupumpen und mit der Flasche zu geben. Ein Bruststreik wird in ein bis drei Tagen überwunden sein.

> Besprechen Sie das Stillen bereits in der Schwangerschaft mit Ihrer Hebamme und Ihrem Partner. Wichtig ist, dass auch Ihr Partner eine positive Einstellung zum Stillen hat und diese in der Familie vertritt.

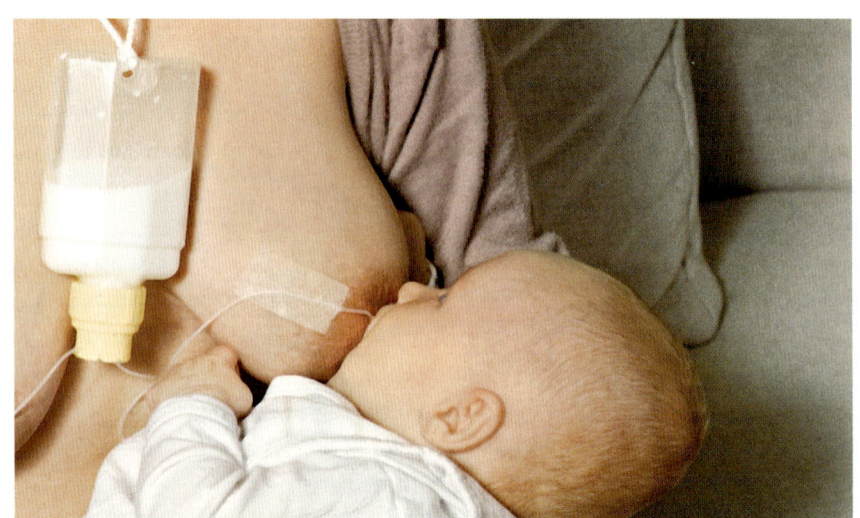

So sieht das Stillen mit dem Bruster-nährungsset »Lact-Aid« aus.

Die Lieblingsbrust

Gerade in den ersten Tagen haben Neugeborene eine Lieblingsbrust. Diese wird schnell angenommen und gut getrunken. Auch das vergeht wieder. Vorausgesetzt, Sie bieten beide Brüste im Wechsel an und bevorzugen nicht die Lieblingsseite Ihres Kindes. Sonst kann es passieren, dass diese Seite viel Milch hat und die andere Seite die Produktion herunterfährt. Man kann ja auch mit einer Seite erfolgreich stillen. Dann laufen Sie aber die nächsten Monate »schief« mit einer großen und einer kleinen Brust herum.

Stillhilfen

Stillhilfen können ein Gewöhnen an ausschließliches Stillen fördern. Dazu gehört das Brusternährungsset (»Lact-Aid«). Es besteht aus einem Behälter und zwei dünnen Schläuchen. In den Behälter füllen Sie abgepumpte Muttermilch. Wenn die Muttermilch nicht ausreicht, nehmen Sie industriell hergestellte Milch. Den Behälter hängen Sie sich wie eine Kette um den Hals. Die Schläuche werden vor dem Stillen an die Brustwarzen geklebt. Aus ihnen fließt abgepumpte Muttermilch zur

Brustwarze. Das Kind bekommt so ausreichend Milch, auch wenn es noch nicht so gut saugen kann. Mit einer Ernährungssonde und einer Spritze geht das auch. Der sogenannte Finger-Feeder bietet die Möglichkeit, mit dem Kind das Saugen zu üben, ohne es mit der Flasche zu verwirren. Der Feeder ist eine weiche Spritztülle, über welche man mithilfe einer Spritze Milch füttern kann.

Milch wird dann gegeben, wenn das Baby saugt. Dazu lässt man das Kind am kleinen Finger saugen. Die Handfläche zeigt nach oben, die Fingernagelseite liegt auf der Zunge. Oder Sie schieben den Feeder beim Stillen vorsichtig in den Mundwinkel und füttern direkt an der Brust dazu, wenn das Baby saugt. Das Füttern mit dem Feeder oder einem Becher ist sinnvoll, wenn Ihr Kind kurze Zeit zusätzliche Milch benötigt. Das beugt der Saugverwirrung vor.

Ernährung in der Stillphase

Essen für zwei? In gewisser Weise ja. Um Muttermilch bereitzustellen, strengt sich Ihr Körper enorm an. Sie benötigen ausreichend Energie und Flüssigkeit. 500 bis 600 zusätzliche Kilokalorien und ein Liter zusätzliche Flüssigkeit am Tag brauchen Sie. Es geht nicht »auf die Hüfte«, wenn Sie etwas Gehaltvolles essen. Aber lieber einen Apfel und ein kerniges Brot als ein Schokocroissant und Pommes frites. Lieber selbst kochen oder kochen lassen als Tiefkühlkost und »Dosenfutter«. Besser Wasser als Limonade.

Diät ja oder nein?

Sie werden nach der Geburt von selbst abnehmen. Mit einer ausgewogenen Kost dürften Sie das Gewicht, das Sie vor der Schwangerschaft hatten, erreichen. Auch drei Kilo weniger sind in Ordnung. Von einer Diät rate ich Ihnen aber unbedingt ab. Beim Abbau von Fettzellen werden Schadstoffe frei, die in ihnen gespeichert wurden. Die Gifte

Gerade in stressigen Zeiten oder wenn die Kinder besonders viel Aufmerksamkeit fordern, vernachlässigen wir Mütter uns. Nehmen Sie also immer ein Brot mit Wurst und Käse, Obst, Gemüse oder einen Müsliriegel für zwischendurch mit. Ihre Flasche Wasser nicht vergessen. Sie brauchen das unbedingt! Allein für die Milchproduktion ist ein Liter erforderlich.

gelangen in die Muttermilch und somit zum Baby. Das soll nicht sein. Essen Sie gesund und fahren Sie Ihr Baby strammen Schrittes im Kinderwagen spazieren. Eine Flasche Wasser dabei – und die Kilos purzeln ohne Diät.

Wann soll lieber nicht gestillt werden?

Nehmen Sie in der Stillzeit keine Medikamente ohne Rücksprache mit Ihrem Arzt ein. Informieren Sie ihn, dass Sie stillen. Für nahezu alle Erkrankungen gibt es Medikamente, die auch bei Stillenden einsetzbar sind. Ob Ihr Medikament dazugehört, erfahren Sie unter www.embryotox.de.

- Bei bestimmten Infektionskrankheiten sollte lieber nicht gestillt werden, da eine Ansteckung nicht 100-prozentig ausgeschlossen werden kann. Dazu gehören HIV und Hepatitis B und C. Hepatitis B wird in der Schwangerschaft getestet. Ist der Titer positiv, d. h. Antikörper im Blut sind nachweisbar, muss das Baby unmittelbar nach der Geburt geimpft werden, damit es gestillt werden kann. Für Hepatitis C gibt es keine Impfung. Grundsätzlich ist das Stillen mit Hepatitis C nicht unmöglich. Es kommt jedoch auf die Viruslast im mütterlichen Blut an. Eine Ansteckung des Kindes kann nicht ausgeschlossen werden.
- Bei einer Tuberkulose (TBC) wird Stillen nicht empfohlen.
- Nehmen Sie dauerhaft Medikamente zu sich, muss ärztlich entschieden werden, ob gestillt werden kann.
- Nehmen Sie Drogen zu sich, stillen Sie bitte nicht. Wenn Sie rauchen, ist die Milchproduktion häufig unzureichend, weil Nikotin die Gefäße verengt. Außerdem gelangen die Schadstoffe des Nikotins in die Muttermilch. Rauchen Sie lieber nicht. Sie sollten in jedem Fall versuchen, weniger als zehn Zigaretten pro Tag zu rauchen.
- Trinken Sie Alkohol, geht dieser ebenfalls in die Muttermilch über. Der Blutalkoholspiegel der Mutter entspricht dem der Muttermilch. Das Glas Wein oder Sekt sollten Sie, wenn Sie auf den Genuss nicht verzichten wollen, nach der Stillmahlzeit zu sich nehmen. So kann sich der Alkohol bis zur nächsten Mahlzeit eher abbauen.

- Kindliche Stoffwechselerkrankungen wie z. B. PKU (Phenylketonurie), bei denen keine Milch getrunken werden darf, werden beim
Stoffwechselscreening getestet. Dieser Bluttest wird zwischen dem
zweiten und dritten Lebenstag bei der U2 gemacht. Bei positivem Be-
fund müssen Sie unbedingt den Kinderarzt aufsuchen und die Ernährung besprechen.

Spucken, Erbrechen des Babys

Viele Säuglinge spucken regelmäßig Milch aus. Ein Schließmuskel an
ihrem Mageneingang funktioniert noch nicht so gut. So kann es passieren, dass nach jedem Bäuerchen oder auch beim Wickeln und Bewegen
des Kindes die Milch wieder hochkommt. Das nennt man Reflux, also
Rückfluss.

Viele Eltern sind über die Menge beunruhigt. Es sieht aber mehr aus,
als es wirklich ist. Ein handflächengroßer Spuckfleck ist nicht mehr als
10 bis 20 Milliliter Flüssigkeit. Nehmen Sie sich einmal einen Messbe-
cher und gießen Sie 100 Milliliter Wasser auf den Tisch. Das entspricht
in etwa einer Mahlzeit, ist also aller Wahrscheinlichkeit nach viel mehr
als das, was Ihr Kind ausspuckt. Lassen Sie Ihr Kind zur Abhilfe etwas
aufrechter schlafen. Legen Sie beispielsweise einen Aktenordner unter
das Kopfende der Matratze. Das Baby liegt so auf einer schiefen Ebene,
und die Milch wird nicht so leicht wieder ausgespuckt.

Erbricht Ihr Kind jedoch in hohem Bogen jede Mahlzeit oder zeigt es
Schmerzen bei der Nahrungsaufnahme an, suchen Sie unbedingt Ihren
Kinderarzt auf. Es muss abgeklärt werden, ob eine spastische Veren-
gung am Magenausgang (Magenpförtner), ein echter Magenpförtner-
defekt oder eine Speiseröhrenverengung vorliegt. Es besteht die Gefahr
von Flüssigkeits- und Gewichtsverlust. Hat Ihr Baby gleichzeitig mehr
als zehnmal täglich spritzenden, übel riechenden Stuhlgang und Erbrechen, liegt wahrscheinlich ein Magen-Darm-Infekt vor. Gehen Sie auch
dann zum Arzt.

Durchfall ist bei Neugeborenen sehr selten. Darmpilze oder Laktose-
unverträglichkeit (siehe Seite 126) können Ursachen dafür sein und
sollten unbedingt ärztlich abgeklärt werden.

> Stillen und wieder schwanger: Es ist möglich, in der Schwangerschaft weiterzustillen. Voraussetzung ist, dass Sie keine Wehen bekommen. Beim Stillen wird das Hormon Oxytocin ausgeschüttet, das die Milch fließen lässt, aber auch Kontraktionen auslöst. Hatten Sie in einer vorherigen Schwangerschaft eine Fehlgeburt oder vorzeitige Wehen, würde ich Ihnen raten, in der Schwangerschaft nicht zu stillen. Die Gefahr, dass Wehen ausgelöst werden, ist zu groß.

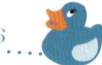
Abpumpen und Aufbewahren von Muttermilch

Gelegentliches Abpumpen

Um Muttermilch abzupumpen, benötigen Sie eine Milchpumpe. Wenn Sie nur ab und zu abpumpen, genügt eine Handpumpe. Es sollte eine Pumpe mit Kolben oder Pumphebel sein. Kaufen Sie keine billige Pumpe aus Glas, bei der man einen roten Gummiball drückt: Der Pumpdruck ist nicht ausreichend.

Pumpen Sie am besten nach dem Stillen Ihre restliche Milch ab und frieren Sie diese ein. Wiederholen Sie das an verschiedenen Tagen, bis Sie eine Mahlzeit gesammelt haben. Dabei ist es möglich, frisch abgepumpte Milch auf die gefrorene zu schütten und gleich einzufrieren. Auch im Kühlschrank kann sie 24 Stunden gesammelt und dann eingefroren werden.

> Um effektiv Muttermilch gewinnen zu können, benötigen Sie unbedingt eine sehr gute Milchpumpe.

Regelmäßiges Abpumpen

Für regelmäßiges Pumpen, zur Aufrechterhaltung der Milchproduktion und für eine Stillprobe ist eine elektrische Doppelmilchpumpe sinnvoll. Diese kann vom Arzt verordnet werden. Auf dem Rezept sollte stehen: »elektrische Doppelmilchpumpe mit Doppelzubehörset« sowie die Indikation, z. B. Stillprobleme, Milchstau, Frühgeburtlichkeit, Trinkschwäche, mangelnde Gewichtszunahme, Berufstätigkeit. Das Zubehörset muss unbedingt auch auf dem Rezept stehen, weil Sie es sonst selbst bezahlen müssen.

Mit der Doppelmilchpumpe können Sie beide Brüste gleichzeitig abpumpen. Dabei handhaben Sie die Pumpe wie auf Seite 56 und 58 beschrieben. Für das gleichzeitige Abpumpen beider Brüste erst fünf bis sieben Minuten pumpen, dann 30 Sekunden Pause, anschließend drei bis fünf Minuten pumpen, wieder 30 Sekunden Pause, schließlich eine bis drei Minuten pumpen. Sollte die Milch dann immer noch fließen, pumpen Sie, bis keine Milch mehr kommt – plus eine Minute.

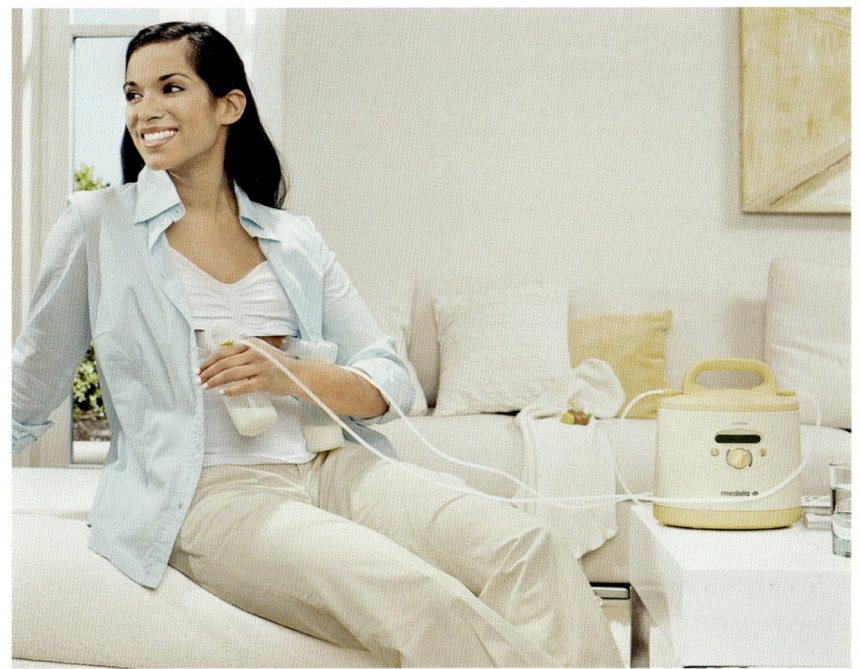

Die Milchpumpe Symphony der Firma Medela können Sie in Apotheken mieten. Sie eignet sich ideal für langfristiges und regelmäßiges Abpumpen.

Fließt Ihre Milch gut, können Sie durchgehend pumpen. Je nach Brust dauert es 10 bis 25 Minuten, bis die Brust leer ist. In den ersten acht Lebenswochen versuchen Sie mindestens sechs bis acht Mal täglich zu pumpen. 600 Milliliter abgepumpte Milch in 24 Stunden am Ende der zweiten Lebenswoche sind ein gutes Zeichen für eine ausreichende Produktion. Um langfristig genug Milch zu produzieren, passen Sie die Pumpabstände später dem Hunger Ihres Kindes an.

Bei Berufstätigkeit

Berufstätigen Müttern stehen laut Mutterschutzgesetz (§ 6 bis 8) geregelte Stillzeiten zu. Der Arbeitgeber ist verpflichtet, einen ruhigen Raum zur Verfügung zu stellen oder ausreichend lange Stillpausen einzuräumen. Pumpen Sie an Ihrem Arbeitsplatz Milch ab, ist es am günstigsten, diese dort direkt einzufrieren und am nächsten Tag dann mit nach Hause zu nehmen. Ist kein Eisfach vorhanden, muss die Milch in den Kühlschrank und abends sofort eingefroren oder aber am nächsten Tag verbraucht werden.

Die elektrische Doppelmilchpumpe

Die Pumpe Symphony der Firma Medela ist die auch in Kliniken am häufigsten verwendete Milchpumpe. Sie saugt sehr gut. Es ist möglich, eine solche Pumpe in der Apotheke zu leihen. Obwohl es eine Montageanleitung gibt, möchte ich auf zwei Schritte aufmerksam machen, die häufig falsch ausgeführt werden:

- Die Schlauchenden müssen wirklich fest in die »Öffnung der Brusthaube für den Schlauchadapter« und die »Membrankappe« gesteckt werden. Die Saugleistung verringert sich sonst.
- Es muss eine »Membrankappe auf eine Schutzmembran« montiert werden. Die »Membrankappe« sieht aus wie ein kleines Hütchen. Hier wird das andere Ende des Schlauches fest hineingesteckt. Diese Kappe soll dann dicht auf die »Brustpumpenmembran« montiert werden. Achten Sie bitte darauf, dass Sie die Kappe ganz fest in das Pumpengehäuse drücken und sie bündig auf der Oberfläche aufliegt. Wenn hier ein Spalt bleibt, saugt die Pumpe schlechter!

Noch ein Hinweis zum Pumpen: An der Pumpe findet man drei Knöpfe – der linke zum An- und Ausschalten, der mittlere, um die Saugstärke zu verändern, der rechte, um von Stimulations- auf Intensivsaugen umzuschalten. Die Pumpe hat eine Stimulationsfunktion, die den Milchfluss durch schnelles Saugen in den ersten zwei Minuten anregt (Tröpfchen im Display). Dann schaltet sie automatisch auf intensives Saugen um (Balken im Display). Drehen Sie die Saugstärke am mittleren Knopf nach oben. Es soll mindestens das halbe, besser drei Viertel des Displays mit Symbolen ausgefüllt sein. So, dass es kräftig stimuliert, aber nicht wehtut.

Wie viel Milch pro Mahlzeit?

Für eine Mahlzeit, weil Sie z. B. ins Kino gehen, frieren Sie drei Portionen à 50 Milliliter ein. Die kleinen Portionen haben sich bewährt, damit der Babysitter nur so viel Milch auftauen muss, wie gefüttert wird. Sind

Wenn Sie wechselpumpen, um die Milchproduktion anzuregen, sollen Sie kleine Pausen beim Pumpen machen. Sie schalten also das Gerät kurz ab. Wenn Sie es wieder einschalten, beginnt das Programm erneut mit dem Stimulationspumpen. Jetzt benutzen Sie den rechten Knopf, um direkt auf Intensivpumpen umzuschalten.

Die Reinigung der Pumpe erfolgt analog zum Reinigen der Flaschen – siehe dazu Seite 69.

Sie z. B. gerade auf dem Heimweg, ist es sinnvoll, nur 50 Milliliter zu füttern, damit Sie stillen können, sobald Sie zu Hause sind. Bekommt das Kind mehr als einmal täglich und regelmäßig abgepumpte Milch zu trinken, ist eine Stillprobe sinnvoll. Wiegen Sie Ihr Baby dazu ein paar Mal vor und nach dem Stillen – so erhalten Sie eine durchschnittliche Trinkmenge. Das entspricht der Menge, die Sie pro Mahlzeit mindestens vorrätig haben sollten.

Erwärmen der Milch

Muttermilch sollte nicht über 40 °C erhitzt werden. Erwärmen Sie die Milch am besten im Wasserbad. Entweder stellen Sie das Fläschchen mit der eingefrorenen oder gekühlten Milch in einen Topf mit warmem Wasser oder in einen Fläschchenwärmer. Niemals aufkochen oder in der Mikrowelle aufwärmen, da die Milch ausflockt und wertvolle Inhaltsstoffe verloren gehen! Die Temperatur soll, so wie sie aus der Brust kommt, ca. 37 °C betragen. Beim Testen am Handrücken ist sie weder heiß noch kalt.

Stillen und Fläschchen geben

Manchmal ist es unumgänglich, mit Brust und Flasche zu füttern. So müssen Sie dazufüttern, wenn das Baby partout nicht zunimmt. Reichen Sie dann erst die Brust und danach das Fläschchen. Können oder wollen Sie nicht mehr stillen und Ihr Kind ist noch zu klein für den Brei, erhält es ebenfalls die Flasche.

Möchten Sie zwischendurch einmal abpumpen und die Flasche geben, weil der Papa die Nachtschicht übernehmen soll oder Sie ausgehen, beachten Sie: Ab dem dritten Lebensmonat haben Sie größere Chancen, dass Ihr Baby mit Brust und Flasche zurechtkommt. In den ersten acht Lebenswochen ist die Gefahr einer Saugverwirrung noch zu groß.

Flüssigkeitsbedarf des Babys in der Stillphase

Ist Tee für das Baby in der Stillzeit notwendig? Nein. Muttermilch stillt Durst und Hunger. In manchen Situationen ist es aber möglich, Tee oder abgekochtes Wasser zu geben. Schießt Ihre Milch nach einem

Muttermilch kann im Kühlschrank bei höchstens + 4 °C im Gemüsefach (nicht in der Tür) 48 Stunden aufbewahrt werden. Im Vier-Sterne-Gefrierfach bei − 18 °C ist sie sechs Monate haltbar (auch hier ist es unten am kältesten). Beim Transport ist es wichtig, die Kühlkette nicht zu unterbrechen. Kaufen Sie sich eine kleine Kühltasche und entsprechende Akkus.

Kaiserschnitt erst am fünften Lebenstag ein, ist es eventuell sinnvoll, löffelweise Flüssigkeit zu reichen, damit das Kind kein Durstfieber bekommt. An heißen Sommertagen möchte Ihr Kind vielleicht sehr oft trinken. Sind Sie dann nicht bereit, ständig zu stillen, können auch Tee oder Wasser gegeben werden.

Beachten Sie: Je mehr Flüssigkeit das Kind zusätzlich bekommt, desto weniger Milch trinkt es aus der Brust, und Ihre Milchmenge geht eventuell zurück. Das ist dann wie bei einer Diät, bei der »wir Großen« ein Glas Wasser vor dem Essen trinken, damit nicht mehr so viel Platz für das Hauptgericht bleibt.

Abstillen

Unmittelbar nach der Geburt

Wollen Sie gar nicht stillen und möchten gleich nach der Geburt abstillen, gibt es zwei Möglichkeiten. Wollen Sie medikamentös abstillen, erhalten Sie Tabletten. Sollte doch Milch einschießen, darf diese nicht verfüttert werden. Die Medikamente können Ihren Kreislauf außerdem sehr beeinträchtigen.

Konservatives Abstillen

Diese Methode ist langwieriger, aber wesentlich schonender. Legen Sie Ihr Baby nicht an. Tragen Sie einen festsitzenden BH. Kühlen Sie Ihre Brüste regelmäßig alle eineinhalb bis drei Stunden (siehe auch Seite 30). Eine bis drei Tassen Salbeitee täglich reduzieren Ihre Milchmenge. Drei bis fünf Phytolacca-D2-Globuli, alle acht Stunden eingenommen, sind ein bewährtes homöopathisches Mittel, um leichter abzustillen. Wahrscheinlich füllt sich die Brust dennoch etwas. Achten Sie unbedingt darauf, dass sie nicht rot wird, und streichen Sie Milch aus, bis Sie Erleichterung verspüren (siehe auch Seite 29f.). Spannungsgefühle sind dabei normal, schmerzhafte Knoten nicht. Wenn möglich, sollten Sie nicht abpumpen, da dies die Milchproduktion anregen würde.

> Würden Sie regelmäßig Tee vor dem Stillen reichen, tränke das Baby weniger Milch, bekäme zu wenig Kalorien, und Ihre Muttermilchmenge nähme ab.

Beobachten Sie die Brust gut. Nach ca. einer Woche ist die Milch resorbiert und die Brust wieder weich. Entwickeln Sie jedoch Fieber oder
starke Schmerzen, nehmen Sie unbedingt fachliche Hilfe in Anspruch!

Abstillen und Umstellen von Brust auf Flasche oder Brei

Wenn Sie nicht mehr stillen möchten, ersetzen Sie nach und nach eine
Brustmahlzeit durch Säuglingsmilch oder Brei. Ist Ihr Baby noch keine
fünf Monate alt, geben Sie ihm Säuglingsanfangsmilch. Ab dem fünften
Monat ist es möglich, mit der Beikost zu beginnen. Es wird erstmal
nur ein Brei gefüttert, er ersetzt also eine Stillmahlzeit. Die anderen
Mahlzeiten sollten, wenn Sie komplett abstillen möchten, auch durch
ein Fläschchen abgelöst werden.
Ersetzen Sie die erste Brustmahlzeit durch Brei oder Fläschchen. Beobachten Sie Ihre Brust gut. Ist diese zur nächsten Mahlzeit nicht über-
mäßig prall und geht die Milchmenge zur Fütterungszeit der ersetzten
Mahlzeit zurück, ersetzen Sie die nächste Mahlzeit durch ein Fläschchen usw. Auch Teilstillen ist möglich. Sie können z.B. am Tag Fläschchen geben, aber abends und morgens stillen.

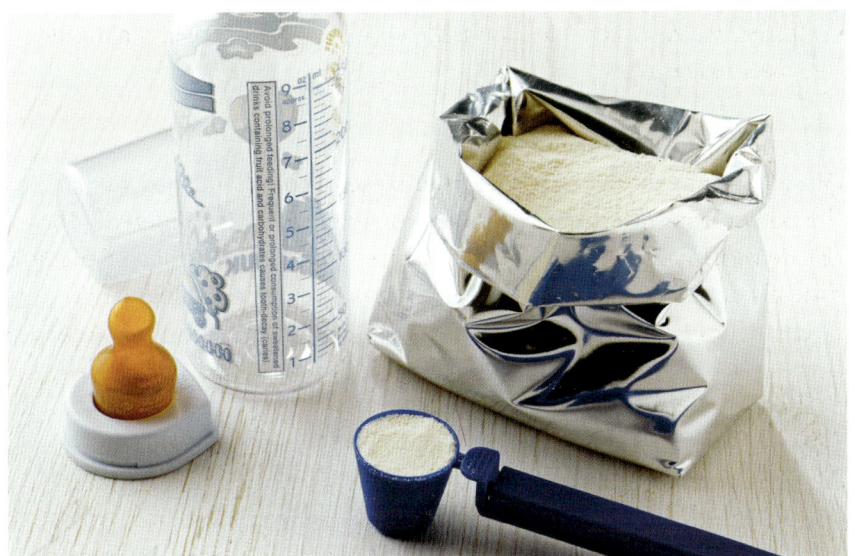

Ein Fläschchen-
wärmer ist sehr
praktisch. Sie kön-
nen das Fläschchen
aber auch in ein
Gefäß mit warmem
Wasser stellen, um
die Milch auf etwa
37 °C zu erwärmen.
Das Fläschchen
fühlt sich beim Tes-
ten am Handrücken
angenehm warm,
aber nicht heiß an.

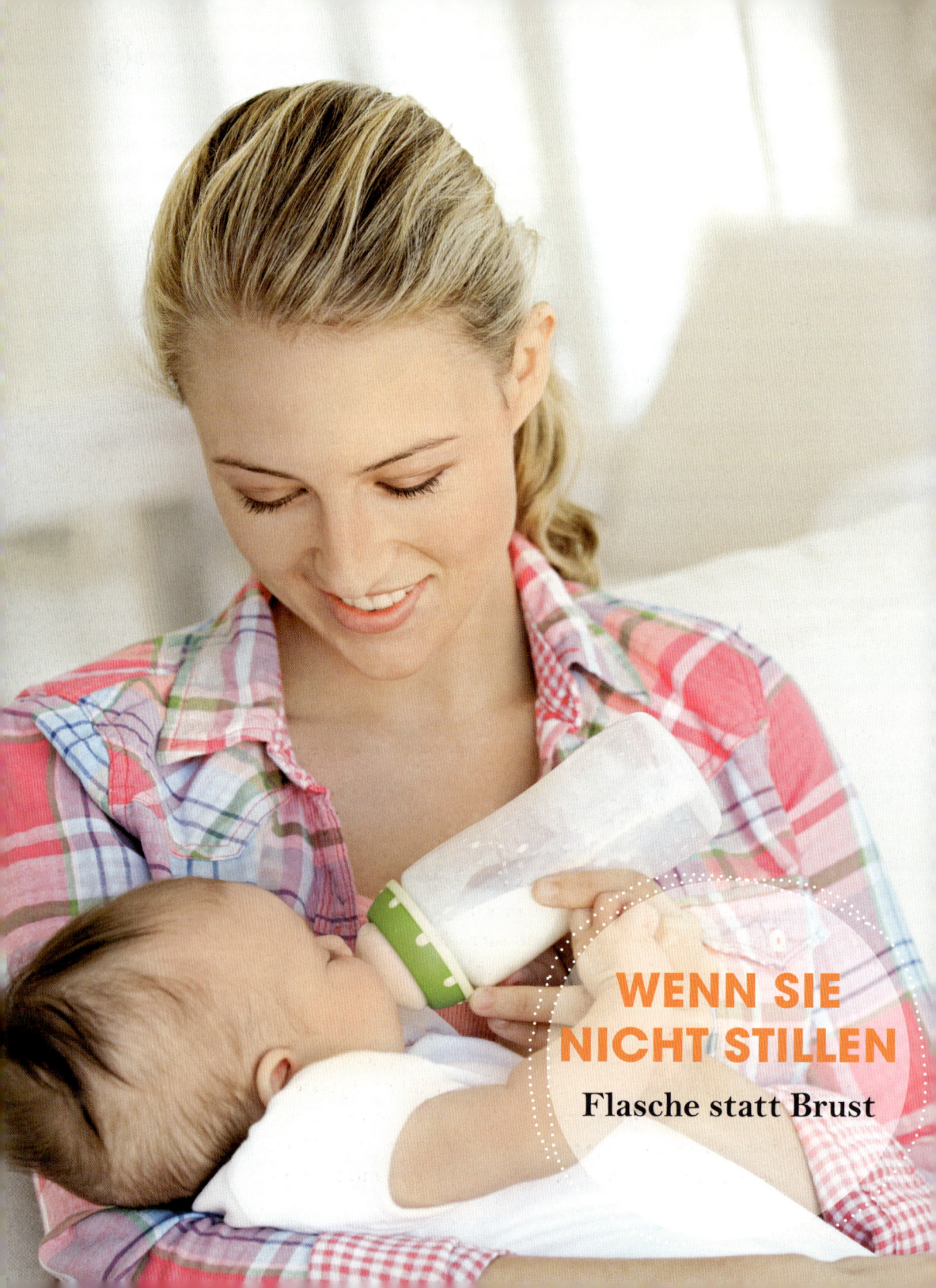

WENN SIE NICHT STILLEN

Flasche statt Brust

Stillen ist kein Muss!

Nicht alle Frauen können oder wollen stillen. Und niemand muss stillen. Haben Sie sich bewusst gegen das Stillen entschieden, stehen Sie dazu. Heutzutage müssen Sie sich nicht verrückt machen und kein schlechtes Gewissen haben, wenn Sie Ihr Baby mit einer industriell hergestellten Milch ernähren. Die Säuglingsmilchen unterliegen strengen Kriterien und sind so optimal und hochwertig hergestellt, dass eine gesunde Ernährung gewährleistet ist. Mit dieser Milch kann der Nährstoffbedarf ausgewogen gedeckt werden. Sie ist der Muttermilch angeglichen. Geben Sie Ihrem Kind lieber freudig die Flasche, als unglücklich die Brust zu reichen.

Welche Milch ist die richtige?

Säuglingsmilch sollte man nicht aus Milch oder anderen Nahrungsrohstoffen selbst herstellen. Ich empfehle Ihnen, industriell hergestellte Nahrung zu kaufen. Die Basis ist Kuhmilch (manche Firmen bieten vergleichbare Säuglingsnahrungen auf Ziegenmilchbasis an) und ist so aufbereitet, dass sie so weit wie möglich der Muttermilch angeglichen ist. Es gibt zwei Gruppen von Säuglingsmilchen, nämlich Säuglingsanfangsmilch und Folgemilch. Diese werden altersbezogen und ernährungsphysiologisch im Rahmen der Diätverordnung unterschieden. Zur Säuglingsanfangsmilch zählen »Pre«- und »1er«-Nahrungen. »Pre«-Milch ist dünnflüssig wie Muttermilch. Sie enthält Laktose (Milchzucker) als einziges Kohlenhydrat und kann nach Bedarf (ad libitum) gefüttert werden. Idealerweise gibt man sie ab dem ersten Lebenstag. »Pre«-Milch kann bis zum Ende der Beikosteinführung gefüttert werden. »1er«-Milch enthält neben Laktose weitere Kohlenhydrate wie Stärke und zum Teil Maltodextrin (ein Zucker, der zu viele Kalorien liefert und Karies verursachen kann). Beim Kauf einer »1er«-Milch wählen Sie lieber eine ohne Maltodextrin. Diese Milch kann auch nach

Da der Magen des Neugeborenen nach der Geburt noch mit Fruchtwasser gefüllt ist, möchte es eventuell gar nichts trinken. Auch wenn Sie nicht stillen wollen, besteht die Möglichkeit, Ihr Baby am Tag der Geburt an die Brust zu legen, um ihm die abwehrstoffreiche Vormilch zu geben, und erst danach abzustillen. Alles ist möglich. Hauptsache, Sie fühlen sich wohl dabei.

Bedarf und ab der Geburt gefüttert werden. Durch die Stärke wird die Nahrung sämiger und sättigender. Es kann eher zu Verstopfungen kommen, da die Stärke im Magen aufquillt und nicht so leicht verdaut werden kann. Mehr Stärke bedeutet weniger Laktose. Weil Laktose sehr wichtig ist für die gesunde Darmflora, sollte die Umstellung gut überlegt sein.

Eine Umstellung auf Folgenahrung (»2er«- und »3er«-Milch) ist zwar möglich, meist aber unnötig. Frühestens ab dem fünften Monat kann diese gefüttert werden. Sie enthält neben Laktose und Stärke oft Maltodextrin und Saccharose (Zucker) und ist dadurch noch sättigender. Sie darf auf keinen Fall nach Bedarf gefüttert bzw. sollten die auf der Verpackung angegebenen Tagestrinkmengen für das jeweilige Alter nicht überschritten werden. Eventuell kann eine »2er«-Milch am Abend gegeben werden. Beachten Sie auch, dass der Proteinbedarf mit zunehmendem Lebensmonat abnimmt. Kontrollieren Sie also die Eiweißmenge für Folgemilch, die auf der Verpackung steht. Um den Nährstoffgehalt zu verbessern, kann Folgemilch während der Beikosteinführung vegetarisch ernährten Kindern gefüttert werden. Ich würde Ihnen aber eher zu einer Mischkost mit Fleisch raten. Kuhmilch sollte nicht gefüttert werden, weil sie der Muttermilch nicht ähnlich genug ist und den Säuglingsorganismus überfordern würde.

Kuhmilch enthält doppelt so viel Kasein wie Muttermilch. Dieses Eiweiß ist sehr grobflockig und verklumpt im Magen. Es ist kaum verdaulich, und die Kinder verstopfen. Kuhmilch hat im ersten Lebenshalbjahr außerdem einen hohen Allergiefaktor.

Sogenannte HA-Nahrungen sind hypoallergen und zur Ernährung allergiegefährdeter Säuglinge entwickelt. Sie sollten mindestens volle vier Monate gefüttert werden. Als allergiegefährdet gilt ein Kind, dessen Eltern oder Geschwister atopische Erkrankungen haben. Atopiker haben Neurodermitis, Nahrungsmittelallergien, Heuschnupfen oder Asthma. Je mehr atopische Erkrankungen ein oder beide Elternteile haben, desto allergiegefährdeter ist das Baby.

Beachten Sie bitte, dass die Allergieprävention mit der ersten Flasche beginnt. Sie sollten nur ein geprüftes Hydrolysat (HA-Milch)

Muttermilch-Ersatzprodukte können auf der Basis von
• Kuhmilcheiweiß (Kasein und Molke),
• Sojaeiweiß (ohne Laktose) oder
• hydrolisiertem Eiweiß bei HA-Milchen oder Aminosäuren (bei schweren Nahrungsmittelallergien)
hergestellt sein.

EU-Richtlinien für Säuglingsnahrung

Die Kalorien und der Zeitpunkt der Einführung haben sich geändert. Seit 2010 wird Anfangsmilch vom 0. bis 6. Lebensmonat empfohlen und hat 60 bis 70 Kilokalorien pro 100 Milliliter Milch. Folgemilch ist, so die führenden Fachgesellschaften (DGE – Deutsche Gesellschaft für Ernährung; FKE – Forschungsinstitut für Kinderernährung; DGKJ – Deutsche Gesellschaft für Kinder und Jugendmedizin), nicht notwendig und frühestens mit der Beikosteinführung zu füttern.

Statt Pre- und Probiotika darf laut EU-Richtlinie nur noch GOS/FOS, eine Prebiotikamischung aus Galacto- und Fructo-Oligosacchariden, auf der Verpackung stehen.

verwenden. Die GINI-Studie hat gezeigt, dass HA-Milch einen positiven Effekt auf allergiegefährdete Säuglinge hat. Mit HA-Milch gefütterte Babys hatten seltener ein Ekzem entwickelt als Kinder, die mit normaler »Pre«-Milch gefüttert wurden. Diese Studie wurde nicht von der Industrie finanziert!

Die HA-Nahrungen sind auch auf Basis von Kuhmilch hergestellt, jedoch werden die Eiweiße in so kleine Bausteine gespalten (Hydrolyse), dass sie vom Körper nicht mehr als solche erkannt werden. So soll das Eiweiß seine allergieauslösende Wirkung weitestgehend verlieren. Bei den hypoallergenen Nahrungen gibt es die Anfangsmilchen »HA-Pre« und »HA-1« sowie die Folgemilchen »HA-2« und »HA-3«.

Was steht noch auf der Verpackung?

Industriemilchen werden immer öfter prebiotische Ballaststoffe zugefügt. Prebiotika sind meist eine Kombination aus Galacto-Oligosacchariden (GOS) und Fructo-Oligosacchariden (FOS). Das sind kurzkettige Zucker, die den Bifidusbakterien im Darm als Nahrung dienen und so helfen, diese zu vermehren. Manche Nahrungen enthalten Probiotika. Es handelt sich hierbei um lebende Bakterienstämme (Bifidus lactis

Beachten Sie: Je höher die Milchstufe, desto gehaltvoller ist sie, und desto größer ist die Gefahr, dass das Kind durch Überfütterung zu dick wird.

oder Lactobacillus reuteri), die zu einer gesunden Darmflora gehören. Pre- und Probiotika fördern die gesunde Darmflora, regulieren die Verdauung, vermindern Darmstörungen, stärken die Abwehrkräfte und sollen so das Allergierisiko mindern.

Ob Pre- und Probiotika tatsächlich helfen, Allergien zu verhindern, wird noch erforscht. Nukleotide sind notwendig für die Abwehrkräfte und die Reifung der Darmschleimhaut. Ein anderer wichtiger Zusatz sind langkettige, mehrfach ungesättigte Fettsäuren (Omega-3 und -6, »LCP«, »LC-PUFA«). Sie unterstützen die Entwicklung des Gehirns. Taurin unterstützt ebenfalls die Gehirnentwicklung und die Bildung von Gallensäuren, die für die Verdauung wichtig sind. Ein neuerer Zusatz in einer Babymilch ist Synbiotika. Es handelt sich um eine Kombination aus Pro- und Prebiotika (Lactobacillus fermentum und GOS). Bisher gibt es nur sehr wenige Studien über den Nutzen von Synbiotika. Achtung: Die Säuglingsmilch für am Termin geborene Kinder sollte nur wenig Eiweiß enthalten (Low Protein). Proteine bewirken eine erhöhte Insulinsekretion im Gehirn (Hypothalamus), die einen Hungerimpuls auslöst. Wenig Eiweiß ist ein wichtiger Faktor in der Adipositasprophylaxe und hilft, Übergewicht im Kindesalter zu verhindern.

Spezialnahrung

Spezialnahrungen
sollen nur nach
Absprache mit
Hebamme und Arzt
gegeben werden.

Spezialnahrungen werden vom Kinderarzt oder der Hebamme verordnet. Konsultieren Sie sie unbedingt, bevor Sie eine Spezialnahrung füttern. Als Spezialnahrungen gelten Nahrungen, die eine besondere Zusammensetzung haben. So gibt es z. B. Nahrungen für Frühchen oder für Kinder mit Verdauungsproblemen oder bekannten Allergien und Unverträglichkeiten.

Spezialnahrung für Frühgeborene

Für Frühgeborene und untergewichtige Neugeborene gibt es Milchen mit besonders hohem Energiegehalt. Dieser soll auch bei geringen Trinkmengen eine ausreichende Energiezufuhr gewährleisten. Sie enthalten eine besondere Fettmischung aus langkettigen, mehrfach ungesättigten Fettsäuren. Außerdem enthalten sie mehr Kalzium und Phosphor als normale »Pre«-Milch, was besonders wichtig für den Knochenbau ist. Diese Nahrung wird bis zu einem Babygewicht von ca. 5000 Gramm gefüttert. Danach füttert man normale »Pre«-Milch. Je nach Frühgeburtlichkeit wird zum Teil schon ab 2500 Gramm auf »Pre« umgestellt. Auch mit Muttermilch ernährte Frühchen erhalten ein solches »Energiepulver«. Es wird in Milch angerührt und mit der Flasche oder über die Sonde gefüttert.

Für Kinder mit sensibler Verdauung

Es gibt Anfangsnahrungen für eine ausgeglichene Verdauung. Sie werden durch die Aufschrift »Sensitiv« oder »Comfort« gekennzeichnet. Diese wirken stuhlauflockernd durch besondere Fette. Sie sind laktosereduziert, und das Eiweiß ist gespalten, sodass diese Milch auch für allergiegefährdete Säuglinge geeignet ist (wie die HA-Milch). Der Stuhlgang des Babys wird durch die gespaltenen Eiweiße grün und stinkt nach faulen Eiern. Das Kind beeinträchtigt dies nicht – es stört nur die elterliche Nase.

Für Säuglinge, die besonders viel spucken, gibt es eine Spezialnahrung gegen Reflux (»AR«, also Anti-Reflux). Diese enthält mehr Kasein (Eiweiß), wodurch die Nahrung besser ausflockt und länger im Magen bleibt. Zusätzlich werden Ballaststoffe (Johannisbrotkernmehl) verwendet. Sie machen die Nahrung besonders dickflüssig und erschweren den Rückfluss in die Speiseröhre. Außerdem ist die Milch fettreduziert und so leichter verdaulich. Manchmal spucken die Kinder auch weniger, wenn eine »1er«-Nahrung statt »Pre« gegeben wird. »1er«-Milch enthält die sämige Stärke. Heilnahrungen bei Durchfallerkrankungen im Rahmen der ärztlichen Verordnung enthalten ebenfalls mehr Kasein und sind fett- und kohlenhydratreduziert.

Milchfreie Nahrungen gibt es auf Sojabasis. Sie sind frei von Kuhmilchbestandteilen (Laktose, Kuhmilcheiweiß) und enthalten besondere Kohlenhydrate sowie kein Gluten. Achtung: Laktosefreie Milch ist nur für kranke Menschen – Laktoseintoleranz im Säuglingsalter gibt es fast nie! Als Allergieprävention ist Sojamilch nicht geeignet.

Sojasäuglingsmilchen sind für Frühgeborene mit einem Gewicht von unter 1800 Gramm ungeeignet (siehe dazu auch Seite 122ff).

Auch kann eine Spezialnahrung bei vorliegender Kuhmilcheiweißallergie, Nahrungsmittelallergie und bestimmten Kohlenhydratstoffwechselstörungen ärztlich verordnet werden. Sie ist milcheiweiß-, laktose-, gluten- und fruktosefrei. Die Eiweiße sind besonders stark aufgespalten. Eine weitere Spezialnahrung gibt es auf Aminosäurenbasis. Sie enthält neben den oben aufgeführten Stoffen auch kein Soja-, Weizen- und Hühnereiweiß, ist stärke- und galaktosefrei und wird bei besonders schweren Nahrungsmittelallergien eingesetzt. Bei Stoffwechselerkrankungen werden die betroffenen Kinder ebenfalls mit Spezialnahrungen ernährt. Diese variieren natürlich je nach Art der jeweiligen Erkrankung und werden nach ausführlicher Untersuchung und Beratung der Eltern durch Kinderärzte in Spezialzentren verschrieben.

Bei Kunststoffflaschen sollten Sie BPA-freie wählen. Bisphenol A steht u. a. im Verdacht, Allergien auszulösen und das Hormonsystem zu beeinflussen.

Welche Flasche, welcher Sauger?

Es gibt Glas- und Plastikfläschchen in verschiedenen Größen und Formen zu kaufen. Glasflaschen sind besonders haltbar, jedoch schwerer beim Transport. Plastikflaschen werden mit der Zeit porös und müssen ausgetauscht werden. Sie gehen jedoch nicht so leicht kaputt und sind wesentlich leichter. Empfehlenswert ist, mindestens sechs bis acht Flaschen zu erwerben. Das entspricht in etwa den Mahlzeiten, und Sie müssen nicht ständig spülen. Sauger gibt es aus Latex oder Silikon. Latex ist strapazierfähiger und reißfester, wird aber nach häufigem Auskochen klebrig und weich. Probieren Sie, welches Material, welche Sauger Ihr Baby lieber mag. Für das erste Lebenshalbjahr kauft man Sauger Größe 1 oder

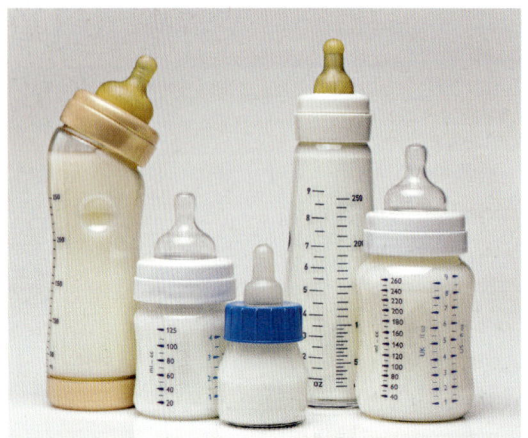

S/null bis sechs Monate, danach die entsprechend größeren. Unterschieden wird noch in der Lochgröße. Milchsauger haben ein größeres Loch als Teesauger. Breisauger haben das größte Loch. Auch hier gibt es Spezialanfertigungen für Kinder mit z. B. Lippen-Kiefer-Gaumenspalte in der Apotheke. Bitte wechseln Sie alle Sauger regelmäßig aus, sobald sie porös werden!

Reinigen der Trinkutensilien

Es ist wichtig, dass alle Teile, die mit Milch in Kontakt waren, gründlich gereinigt werden. Spülen Sie alles mit warmem Wasser, Flaschenbürste und Geschirrspülmittel, dann mit klarem Wasser, bis alle Seifenreste entfernt sind. In der Spülmaschine können sie bei 65 °C gewaschen werden. Einmal täglich sollten alle Teile abgekocht oder sterilisiert werden. Abgekocht sind die Teile nach fünf Minuten in sprudelnd kochendem Wasser in einem großen Topf. Sterilisiert wird in speziellen elektrischen Behältern (Vaporisator) oder in der Mikrowelle mit entsprechendem Einsatz. Bewahren Sie die so gereinigten Teile zwischen zwei sauberen Geschirrtüchern auf. Eine Desinfektion ist nicht erforderlich. Übrigens: Laut führender Fachausschüsse von DGE, DGKJ und FKE ist ein Auskochen oder Sterilisieren der Flaschen und Sauger nicht erforderlich. 65 °C heißes Wasser soll genügen.

> Die Schadstoffe im Leitungswasser sind in Deutschland gering. Der Nitritgehalt darf 50 mg/l nicht überschreiten. Sie können die Werte bei den Stadtwerken Ihrer Region erfragen. Das Forschungsinstitut für Kinderernährung Dortmund (FKE; Hotline: 01 80/4 79 81 83) und die Deutsche Gesellschaft für Ernährung (DGE) sind die richtigen Ansprechpartner für spezielle Fragen. Sind alte Bleirohre im Haus verlegt, kaufen Sie lieber Babywasser.

Das Füttern mit der Flasche

Bei der Zubereitung von Säuglingsnahrung sollte unbedingt sorgfältig, hygienisch und genau vorgegangen werden. Beachten Sie dabei die Beschreibung auf der Milchverpackung. Eine unsachgemäße Zubereitung kann zu gesundheitlicher Beeinträchtigung führen. Die Milch sollte immer frisch und unmittelbar vor dem Füttern zubereitet werden. Bitte nicht für den ganzen Tag vorbereiten, selbst dann nicht, wenn Sie die Milch im Kühlschrank lagern.

Die Maßangaben des Herstellers müssen unbedingt befolgt werden. Benutzen Sie den beiliegenden Messlöffel. Nehmen Sie Pulver auf und streichen den vollen Messlöffel mit einem Messerrücken glatt. Bitte das Pulver nicht in den Löffel drücken und nicht mehr oder weniger Pulver verwenden. Nehmen Sie auch keine halben Löffel, um kleine Trinkportionen herzustellen. Dies ist nur möglich, wenn genau geteilt werden kann. Kommen z. B. auf 60 Milliliter Wasser zwei Messlöffel Pulver, können Sie auch 30 Milliliter Wasser und einen Messlöffel zubereiten. Jedoch nicht 15 Milliliter Wasser und ½ Messlöffel. Beachten Sie die maximale Tagestrinkmenge für das jeweilige Babyalter. Steht z. B. ab der vierten Woche fünf bis sechs Mal täglich 130 Milliliter, so sollte das Baby nicht mehr als 780 Milliliter Milch in 24 Stunden bekommen. Weniger ist in Ordnung. Es muss nicht ausgetrunken werden. In welchen Abständen getrunken wird, bestimmt das Kind (Füttern nach Bedarf).

Bei der »Pre«-Milch, die nach Bedarf gefüttert wird, ist die Einhaltung der Tageshöchstmenge nicht ganz so streng zu nehmen wie bei der »2er«- und »3er«-Milch. An einem Tag trinkt Ihr Kind 100 Milliliter mehr, am anderen Tag 100 Milliliter weniger. Das ist in Ordnung. Nehmen Sie für die Zubereitung der Nahrung normales Trinkwasser aus der Leitung. Dies sollte vor der Zubereitung abgekocht werden (Topf oder Wasserkocher). Es gibt eine Trinkwasserverordnung, die besagt, dass Wasser bestimmten Werten entsprechen muss. Es wird stetig kontrolliert und kann bedenkenlos verwendet werden. Ich empfehle Abkochen – auch wenn manche Hersteller schreiben, man könne heißes Leitungswasser benutzen.

Als Alternative können auch Mineralwässer gekauft werden, wenn auf dem Etikett »Geeignet für die Zubereitung von Säuglingsnahrung« steht. Darüber hinaus gibt es spezielles Babywasser. Gekauftes Wasser soll nach dem Öffnen im Kühlschrank aufbewahrt und vor dem Gebrauch abgekocht werden.

Auf der Gebrauchsanweisung der Säuglingsnahrung steht, man solle das Wasser auf 50 bis 60 °C abkühlen lassen, bevor man es benutzt. Damit das Kind nicht jedes Mal so lange warten muss, rate ich:

> Bereiten Sie keine Fläschchen auf Vorrat zu, auch wenn Sie diese im Kühlschrank aufbewahren, und halten Sie keine Milch längere Zeit im Fläschchenwärmer warm. Man bebrütet so nur Bakterien, und die Milch wird schlecht oder zu Joghurt. Reste müssen also entsorgt werden.

Kaufen Sie sich zwei ½-Liter-Thermoskannen, z. B. eine rote und eine blaue. In die rote füllen Sie abgekochtes heißes Wasser, in die blaue abgekochtes abgekühltes Wasser. Jetzt können Sie schnell richtig temperierte Milch herstellen. Auf der Verpackung steht die Dosierung. Es ist angegeben, wie viel Messlöffel plus wie viel Wasser die trinkfertige Nahrung ergeben. Ein Beispiel: Drei Messlöffel Pulver, 90 Milliliter Wasser und Sie erhalten 100 Milliliter trinkfertige Nahrung. Für ein schnelles Zubereiten geben Sie drei Messlöffel Pulver in die Flasche und füllen aus beiden Thermoskannen gleichzeitig bis auf 100 Milliliter auf. Nach ein paar zubereiteten Fläschchen wissen Sie genau, wie das Verhältnis von warmem und kaltem Wasser sein muss, um sofort die richtige Trinktemperatur von 37 °C zu erreichen.

Sie können sich für unterwegs oder nachts Fläschchen mit Pulver vorbereiten und mit Wasser aus Ihren Thermoskannen auffüllen. So ist die Milch immer frisch. Die Temperatur testen Sie bitte vor dem Füttern mit einigen Tropfen auf der Pulsseite Ihres Handgelenks. Die Milch sollte sich weder kalt noch heiß anfühlen. Testen Sie die Temperatur nicht durch Nuckeln an der Flasche. Sie würden Ihrem Kind so zu viele Keime und Bakterien, z. B. Karies, übertragen. Wechseln Sie Ihrem Kind nach der halben Mahlzeit die Windel oder bieten ihm eine Pause für ein Bäuerchen an, dann kann seine Milch zwischenzeitlich im Wasserbad warm gehalten werden. Mögliche Milchreste dürfen maximal eine Stunde lang bei Zimmertemperatur aufbewahrt werden.

> Das Milchpulver bewahren Sie bitte in einer geschlossenen Plastikdose auf. Es soll trocken gelagert werden. Wegen Schimmelgefahr durch Kondenswasser darf es nicht in den Kühlschrank.

Trinkmenge

Wie bereits beschrieben, sollte die Dosierung für die entsprechenden Lebenswochen und -monate eingehalten werden. Die Trinkmenge entspricht in etwa einem Fünftel bis einem Sechstel des kindlichen Körpergewichts. Diese Angaben sind Richtlinien, die eine Überfütterung verhindern sollen. Sie bedeuten nicht, dass Ihr Baby austrinken muss. Nicht jedes Schreien bedeutet Hunger! Die Regulation der Trinkmenge erfolgt bei Kindern ausschließlich über die Kalorien. Das bedeutet: Je mehr Kalorien die Milch hat, desto weniger trinkt das Baby.

Flaschennahrung auf einen Blick

- Wählen Sie eine »Pre« oder »HA-Pre«-Milch für Ihr Baby und bleiben Sie – wenn die Milch gut vertragen wird – bei einem Hersteller.
- Bereiten Sie die Milch immer frisch und nach den Packungsangaben zu.
- Verwenden Sie stets abgekochtes Wasser sowie sterile Fläschchen und Sauger.
- Die Milch soll zur Fütterung Körpertemperatur haben.
- Machen Sie es sich zum Füttern mit Kissen bequem.
- Halten Sie die Flasche so, dass keine Luft im Sauger ist und das Saugerloch nach oben zeigt.
- Bieten Sie nach der halben Portion ein Bäuerchen an.
- Prophylaktische Massagen und Gymnastik unterstützen die Verdauung Ihres Neugeborenen.

Ich habe beobachtet, dass viele Kinder häufig besser mit breiten Saugeraufsätzen trinken. Damit ist nicht die Saugergröße, sondern die Breite der Flasche und des Saugers gemeint. Bei den schlanken Fläschchen mit schmalen Saugern rutscht oft zu viel des Mundstücks der Flasche in den Mund, und die Kinder schmatzen und saugen mehr Luft. Die Lippen liegen bei den breiten Saugern besser auf.

Für die ersten zehn Tage gilt: Man geht von sechs Mahlzeiten in 24 Stunden aus und gibt 10 Milliliter pro Lebenstag und pro Mahlzeit mehr. Also zehn Milliliter am ersten Tag, 20 Milliliter am zweiten Tag, 30 Milliliter am dritten Tag – bis 100 Milliliter am zehnten Tag pro Mahlzeit. Danach richten Sie sich nach den Angaben auf der Verpackung. Auch für die ersten Tage gilt: Das Baby muss nicht austrinken. Möglicherweise trinkt Ihr Kind nicht nur sechs Mal, sondern acht Mal. Dafür werden kleinere Portionen verlangt. Beachten Sie bitte, dass die Milch aus der Flasche viel schneller läuft als aus der Brust. Das Sättigungsgefühl tritt erst nach einiger Zeit ein. Babys, die aus dem Fläschchen trinken, schaffen in kurzer Zeit große Mengen. Überprüfen Sie, ob das Saugerloch nicht zu groß ist. Für 70 Milliliter Milch sollte ein sieben Tage altes Kind 15 bis 20 Minuten trinken. Schafft es das in fünf Minuten, nehmen Sie einen Teesauger für die Milch. Das ist besser wegen der Sättigung, aber auch für die Entwicklung der Muskulatur, die später für das Sprechen gebraucht wird. Außerdem besteht die Gefahr bei schnellem Austrinken, dass alles wieder hochkommt. Der Magen dehnt sich, wie bei gestillten Kindern, erst langsam von Murmel- auf Tischtennisballgröße. Achtung: Bisher wurde den Babys, die nicht gestillt wurden, am Tag der Geburt Glukose gefüttert. Das macht man nicht mehr. Die Kinder sollen Milch bekommen. Studien zeigen, dass mit »HA-Pre« ernährte Babys eine bessere Bilirubinausscheidung haben und somit weniger gelb sind. Das liegt an den aufgespaltenen Eiweißen.

Achtung: Die Gewichtsentwicklung von mit Säuglingsmilch ernährten Kindern sollte den WHO-Perzentilen für gestillte Kinder entsprechen!

Wie wird die Flasche gegeben?

Genau wie beim Stillen ist eine bequeme Position von besonderer Wichtigkeit. Sie füttern Ihr Kind im nächsten halben Jahr mindestens fünf Mal täglich. Nacken, Schultern und Rücken verspannen, wenn Sie nicht gut sitzen. Benutzen Sie viele Kissen zur Auspolsterung des Rückens und zur Unterstützung des Armes. Nehmen Sie Ihr Baby in den Arm, sodass es bequem auf dem Rücken liegt. Der Kopf liegt in Ihrer Armbeuge. Sie können sich in die Augen schauen. Nutzen Sie die Fütterungszeit, wie beim Stillen, zum intensiven Schmusen und Liebkosen. Kippen Sie das Fläschchen so weit an, dass die Milch den Sauger ausfüllt und keine Luft mehr im Mundstück ist. Stimulieren Sie mit dem Sauger den Mund Ihres Babys, bis es diesen öffnet. Hat der Sauger eine Gaumenform, muss das Saugerloch nach oben, Richtung Gaumen, zeigen. Bieten Sie nach einer halben Portion ein Bäuerchen an und wechseln Sie nach Bedarf die Windel. Die Flasche kann im Wasserbad oder im Gläschenwärmer warm gehalten werden.

Nicht gestillte Kinder dürfen ab ihrem Geburtstag einen Schnuller bekommen. Er sollte möglichst die gleiche Form wie der Flaschensauger haben und täglich gereinigt werden. Um Pilzsporen fernzuhalten, bewahren Sie Schnuller in Plastikdöschen auf und kochen Sie sie täglich ab.

Tee und andere Getränke

Die zusätzliche Gabe von Tee oder anderen Getränken ist nicht nötig. Solange ausschließlich »Pre«-Milch oder »1er«-Milch gefüttert wird, stillt Ihr Baby seinen Durst und Hunger mit der Milch. (Erst mit der Beikost werden zusätzliche Getränke gereicht.) Um auf eine ausreichende Tagestrinkmenge zu kommen, ist es günstiger, keine zusätzliche

Flüssigkeit zu geben, da diese den Magen füllt, aber keine Kalorien enthält. Natürlich gibt es Ausnahmen. An sehr heißen Tagen verlangt Ihr Kind eventuell häufig das Fläschchen. Dann kann Flüssigkeit gegeben werden. Füttern Sie eine Folgemilch und Ihr Baby verlangt sehr häufig Nahrung, sodass die Gefahr besteht, die Tagestrinkmenge zu überschreiten, sollte sogar Flüssigkeit gegeben werden. Als Getränk eignet sich besonders gut abgekochtes Wasser. Fencheltee kann auch gegeben werden. Bitte kaufen Sie lieber losen Tee oder Teebeutel als Granulate. Diese enthalten sehr viel Zucker. Früchtetees sind durch die Fruchtsäuren zu sauer und begünstigen Karies. Säfte sind erst ab dem Beikostalter geeignet; Kuhmilch sollte auch bei nicht allergiegefährdeten Kindern nicht vor dem ersten Geburtstag als Trinkmilch angeboten werden. Reichen Sie Getränke nach oder zwischen den Mahlzeiten, jedoch nicht unmittelbar davor.

Auch Babys, die mit dem Fläschchen gefüttert werden, sollten möglichst täglich Stuhlgang haben. Ein bis sieben Mal in 24 Stunden flüssig oder breiig sind normal. Hat Ihr Kind keinerlei Beschwerden und die Konsistenz des Stuhls ist normal, kann bis zu drei Tagen gewartet werden, bevor Sie Ihren Kinderarzt aufsuchen sollten.

Probleme bei Flaschenkindern

Verstopfung

Leider kommt es durch industriell hergestellte Säuglingsmilch eher zu Verstopfung. Manche Kinder quälen sich, drücken und haben ein rotes Gesicht, bis sie ihr Geschäft erledigt haben. Von einer Verstopfung spricht man aber erst, wenn die Konsistenz des Stuhls nicht mehr flüssig oder breiig ist. Breiig ist normal, eine Wurst oder ein Klumpen in der Windel nicht. Dies ist jedoch öfter das Problem, wenn von Mutter- auf Säuglingsmilch umgestellt wird. Bei Neugeborenen, die von Anfang an das Fläschchen bekommen, kann eine Verstopfung zwei bis drei Wochen nach der Geburt auftreten.

Achtung: »HA«-, »Sensitiv«- oder »Comfort«-Milchen bewirken oft weicheren Stuhl und weniger Blähungen. Manchmal ist der Grund für

Blähungen eine gereizte Darmschleimhaut. Möglicherweise ist das eine leichte Reaktion auf die Unverträglichkeit von intaktem Eiweiß aus der »Pre«-Milch. Wechseln Sie eventuell zu einer »HA-Pre«-Milch.

Massagen, Gymnastik und Wärme helfen

Massieren Sie den Bauch Ihres Babys auch prophylaktisch und nicht erst, wenn es vor Schmerzen schreit. Bewährt hat sich eine Massage im Uhrzeigersinn um den Nabel herum. Fangen Sie z. B. nahe beim Nabel an und massieren schneckenförmig, sodass der Kreis immer größer wird. Der Dickdarm beginnt über der rechten Leiste, führt gerade nach oben zu den Rippen und läuft dann quer unter dem Rippenbogen zur linken Seite. Von dort führt er Richtung linker Leiste und ab da in die Tiefe unterhalb des Nabels zum Enddarm. Mit einer solchen Dickdarmmassage befördern Sie sowohl Stuhl als auch Luft zum Ausgang. Massieren ist aber nur möglich, wenn das Kind entspannt ist und nicht schreit. Hat Ihr Kind Schmerzen, gestaltet sich das relativ schwierig. Lässt Ihr Baby sich nicht durch Herumtragen oder Wärme (Wärmflasche oder Kirschkernkissen auf dem Bauch) beruhigen und lehnt es auch den Schnuller ab, versuchen Sie es mit Föhnen. Das klappt bei fast allen Babys.

Legen Sie Ihr Kind dazu beispielsweise auf den Wickeltisch, schieben Sie die Kleidung hoch und föhnen den Bauch leicht. Halten Sie den Abstand so ein, dass Ihr Kind nicht verbrennt. Halten Sie am besten eine Hand in der Nähe des Bauches, um die Temperatur zu kontrollieren. Auch die Windel sollte angelassen werden, damit Ihr Baby nicht in den Föhn »pullert«. Besonders kleine Jungen schaffen das gut. Durch die warme Luft und das Föhngeräusch kommen die meisten Kinder zur Ruhe, und der Bauch entspannt sich. Zur Massage verwenden Sie Körpermilch oder Babyöl. Es gibt aber auch spezielle Massageöle oder Salben mit Kümmel zu kaufen.

Eine andere Massagetechnik ist die, den ebenfalls entspannten Bauch mit der Ausatmung seitlich zu massieren. Dazu greifen Sie mit der gespreizten Hand unterhalb des Rippenbogens. Der Daumen zeigt zur einen Seite, die Finger zur anderen, und Sie streichen entlang der Taille

> Lassen Sie Ihr Kind häufig auf Ihrer Brust schlafen. Sie können es auch bis zu zwei Stunden täglich in einem Wickeltuch oder einem gut verstellbaren Tragesitz aufrecht und fest an Sie gedrückt vor der Brust tragen. Durch Ihre Atmung wird der Babybauch massiert.

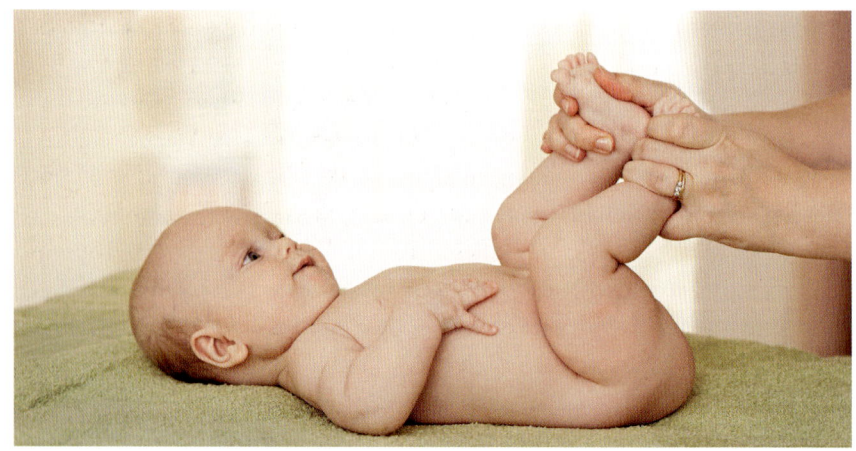

»Luftradeln« mit Babys Beinchen unterstützt seine Verdauung und macht ihm großen Spaß.

Spezielle Kümmel-zäpfchen, die es in der Apotheke zu kaufen gibt, helfen der Verdauung und bewirken auch eine Dehnung des Schließmuskels. Leichte Abführ-zäpfchen haben den gleichen Effekt. Sprechen Sie das aber mit Hebamme oder Kinderarzt ab. Eine andere Möglichkeit ist der Wechsel des Milch-pulverherstellers oder die Umstel-lung auf eine andere »HA«-Milch.

zu den Beckenschaufeln. Bedenken Sie bei beiden Massagetechniken, dass Streicheln nicht ausreicht, um an den Dickdarm zu gelangen. Nach der Speckschicht kommen Muskeln und dann erst der Darm. Trauen Sie sich also, ein bisschen zu drücken.

Gymnastik hilft sowohl in akuten Fällen als auch vorbeugend. Füh-ren Sie doch ein kleines Ritual beim Wickeln ein: Fahren Sie mit den Beinchen Fahrrad. Drücken Sie dazu die angewinkelten Beine gleich-zeitig oder abwechselnd Richtung Bauch. Rollen Sie Ihr Baby auf der Wickelunterlage von links nach rechts und auf den Bauch. Fassen Sie es dabei an den angewinkelten Beinchen, dem Becken oder den Ärmchen an. Auch Neugeborene schaffen es, den Kopf mitzunehmen. Wie schon erwähnt, hilft Wärme: Körperwärme, eine Wärmflasche, ein warmes Bad, ein Kirschkernkissen und der Föhn.

Sollte das alles nicht helfen, können Sie über die Nahrung regulieren. Eine Möglichkeit ist die, das Milchpulver nicht mit Wasser, sondern mit dünnem Fencheltee oder speziellen zuckerfreien, entblähenden und verdauungsfördernden Tees zuzubereiten. Nehmen Sie also einfach Tee statt die angegebene Menge Wasser. Natürlich kann Tee bei Verstop-fung auch zwischendurch gegeben werden. Eine zweite Möglichkeit ist die, Milchzucker zusätzlich in das Fläschchen zu geben. Je nach Schwere der Verstopfung beginnen Sie mit einem halben oder einem gestrichenen Teelöffel pro Fläschchen oder jedem zweiten Fläschchen. Milchzucker ist in Drogeriemärkten und Apotheken erhältlich. Tipp: Es ist möglich, Ihr nicht allergiegefährdetes Kind mit einer »HA-Pre«-Milch zu ernähren. Diese bewirkt oft eine bessere Verdauung als »Pre«-Milch. Die Umstellung kann jederzeit erfolgen. Weil die »HA«-Milch leicht bitter schmeckt, könnte es sein, dass die Milch zunächst abgelehnt wird. Das Baby muss sich erst an den Geschmack gewöhnen. Haben Sie Geduld!

Manchmal sind die Kinder so verstopft, dass ein regelrechter Pfropfen den Ausgang versperrt. Jetzt müssen Sie Ihrem Kind helfen. Massieren Sie das Poloch mit ein wenig Öl oder tippen leicht dagegen. Wenn das auch nicht hilft, hilft wahrscheinlich Fiebermessen oder ein ölgetränktes Wattestäbchen, mit dem der Schließmuskel wie beim Fiebermessen stimuliert wird. Ihr Baby wird versuchen, den Fremdkörper loszuwerden, und presst. Hilft auch das nicht oder schreit Ihr Kind ununterbrochen, suchen Sie bitte den Kinderarzt auf. Es kommt auch vor, dass der Schließmuskel zu eng ist und ein wenig gedehnt werden muss. Das macht der Kinderarzt mit Öl und seinem kleinen Finger, oder Sie besprechen das mit dem Arzt und versuchen es selbst. Der Schließmuskel gibt dann ein wenig nach, und fast immer kommt dann die Ausscheidung. Machen Sie das aber nur ab und zu und auf keinen Fall zu jeder Toilette, weil es zur Gewöhnung kommen kann!

Blähungen

Blähungen haben fast alle Babys, ob gestillt oder mit dem Fläschchen ernährt. Solange die Luft herauskommt, Ihr Baby sich nicht ewig quält und stundenlang schreit, ist es normal, dass Babys pupsen. Ein bisschen drücken und ein roter Kopf, bevor es in der Windel »knallt«, ist völlig in Ordnung. Bei Blähungen helfen die gleichen Tipps wie bei Verstopfung.

Dreimonatskoliken

Die sogenannten Dreimonatskoliken sind zum Glück eher selten. Kinder mit Dreimonatskoliken schreien bis zu 14 Stunden täglich und

> Alle Kinder haben in den ersten drei bis vier Lebensmonaten mehr mit der Verdauung zu tun als später, wenn sie sich selbst bewegen können. Die Verdauung funktioniert besser, wenn ein Kind strampelt und sich selbstständig auf den Bauch dreht.

schlafen kaum. Sie beginnen 15 bis 45 Minuten nach dem Füttern zu schreien, die Beine anzuwinkeln oder sich nach hinten zu überstrecken. Wenn sie es endlich geschafft haben, sich zu beruhigen, werden sie von einem erneuten Krampf geweckt und schreien wieder. Der Bauch ist steinhart und gebläht – manchmal so stark, dass die Haut pergamentartig glänzt. In solch schweren Fällen müssen Sie zum Kinderarzt oder in die Kinder-Erste-Hilfe ins Krankenhaus fahren. Meist wird die Luft mittels eines Darmrohrs (ein kleiner weicher »Strohhalm«) abgelassen, und Ihrem Baby geht es sofort besser.

Manchmal ist Stress die Ursache für Schreien und Blähungen. Möglicherweise hatten Sie zu viel Besuch oder waren zu viel unterwegs. All das überträgt sich auf das Kind. Oft ist es so: entspannte Eltern, entspanntes Kind.

Das hilft Ihrem Baby

Bei Blähungen und Koliken helfen neben Massagen, Wärme und Gymnastik die bereits erwähnten Kümmelzäpfchen, aber auch vorbeugende, entblähende Tropfen aus der Apotheke, die den Kindern vor den Mahlzeiten verabreicht werden. Es ist wichtig, die Tropfen vor jeder Mahlzeit anzuwenden, und nicht erst, wenn die Blähungen einsetzen. Die Tropfen verhindern eine Schaumbildung, und somit soll keine Luft in den Darm gelangen. Um Erfolg zu erzielen, ist es notwendig, die Tropfen über einen längeren Zeitraum, mindestens jedoch sieben Tage, vor jeder Mahlzeit anzuwenden. Nur durch konsequente Gabe können die Tropfen helfen. Des Weiteren besteht die Möglichkeit, Milchsäurebakterien in das Fläschchen zu geben. Spezielles Pulver oder Tropfen mit dem Lactobacillusteri Protectis helfen der gesunden Darmflora, schneller zu wachsen. Blähungen (aber auch Durchfallerkrankungen) bessern sich dann. Das Präparat kann rezeptfrei in der Apotheke gekauft oder mit der Diagnose »Koliken« oder »Durchfallerkrankung« vom Kinderarzt verordnet werden. Die Kosten übernimmt dann die Krankenkasse. Eventuell hat Ihr Baby wegen des Milchzuckers oder Fluors der Vitamin-D-Tabletten Bauchweh. Testen Sie das, indem Sie die Tablette zwei bis drei Tage nicht verabreichen und beobachten, ob sich die

Beachten Sie, dass hinter starkem, lang anhaltendem Schreien auch ein Darmverschluss, Nabel- oder Leistenbruch stecken kann. Kommt Ihnen irgendetwas ungewöhnlich vor, dann gehen Sie lieber einmal mehr zum Arzt, als etwas zu übersehen.

Beschwerden bessern. Lassen Sie sich eventuell ein anderes Präparat verschreiben. Vitamin D gibt es als ölige Tropfen.

Manchmal steckt auch eine Nahrungsmittelunverträglichkeit oder Stoffwechselerkrankung hinter dem Problem. Das Eiweiß oder Kohlenhydrat wird nicht vertragen. Bei länger anhaltenden Beschwerden wenden Sie sich an den Kinderarzt.

Häufiger Hunger

Bisher haben Sie »Pre«-Milch gefüttert, und Ihr Kind hat einen eigenen Rhythmus entwickelt, in dem es schläft und trinkt. Plötzlich verlangt Ihr Baby häufiger das Fläschchen. Wie auch bei gestillten Kindern gibt es Wachstumsschübe. Ihr Kind benötigt mehr Nahrung. Da ja »Pre«-Milch nach Bedarf gefüttert werden kann, dürfen Sie Ihrem Kind häufiger und mehr Milch geben. Dies geschieht nach etwa vier bis sechs Wochen. Ist es jedoch so, dass Ihr Baby sehr große Mengen Milch trinkt und danach das meiste wieder ausspuckt, ist es eventuell Zeit, auf die »1er«-Milch umzustellen. Prüfen Sie jedoch vorher, ob das Saugerloch vielleicht zu groß ist, das Kind zu schnell trinkt und deshalb viel ausspuckt. Zur Umstellung füttern Sie zuerst abends die »1er«-Milch. Manchmal reicht das aus, und die Kinder schlafen zumindest nachts wieder besser. Spuckt Ihr Kind nicht, geben Sie ihm am Tag die »Pre«- und lediglich zur Nacht die »1er«-Milch. Spuckt Ihr Kind viel, füttern Sie »Pre« und »1er« im Wechsel. Beobachten Sie zwei bis drei Tage seine Verdauung genau. Ist alles normal, stellen Sie auf »1er«-Milch um. Genügt das Füttern von »Pre« und »1er« im Wechsel und ist Ihr Kind zufrieden, können Sie dabei bleiben.

Nach dem vierten Lebensmonat kommt wahrscheinlich noch einmal eine Phase, in der Ihr Kind nicht mehr so gut schläft. Nun ist es möglich, zum Abend eine »2er«-Milch zuzubereiten. Spezielle Abendmilchen sind dagegen nicht zu empfehlen, da diese besonders viel Zucker enthalten. Versuchen Sie, tagsüber möglichst mit der »1er«-Milch auszukommen. Die in den meisten Folgemilchen enthaltenen Zucker fördern die Entstehung von Karies, Übergewicht und die Vorliebe für süße Speisen.

> Ab dem Alter von ca. vier Monaten machen Babys sehr große Entwicklungssprünge, die sich durch Unruhezustände äußern können (siehe auch Seite 139).

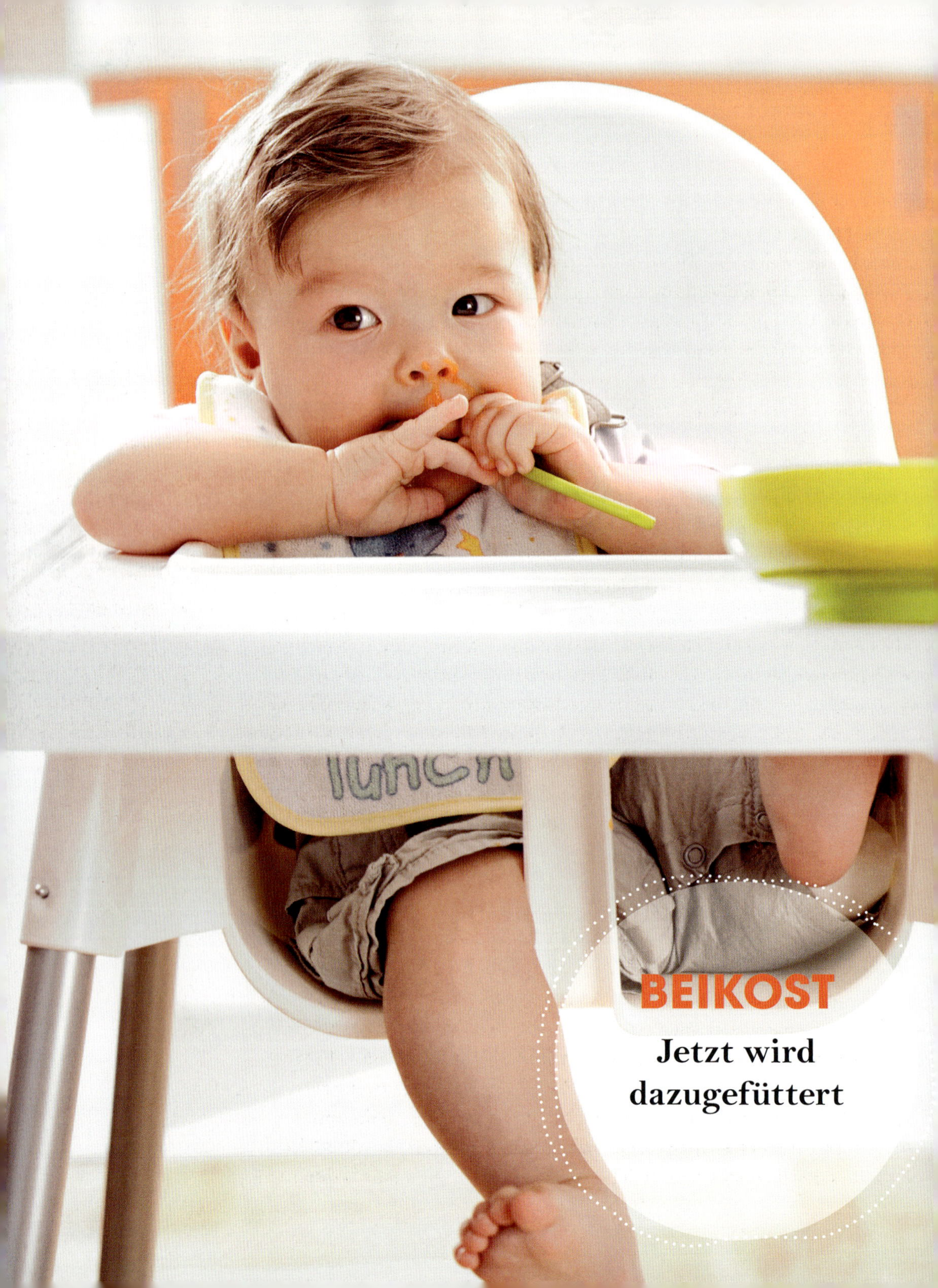

BEIKOST

Jetzt wird dazugefüttert

Mehr als Milch!

Mit ca. einem halben Jahr schauen Kinder neugierig zu, wenn andere essen, und können eventuell etwas gestützt sitzen. Die meisten Kinder beginnen, sich nun für andere Nahrung als Milch zu interessieren. Aufgrund einer Wachstumsphase kommt es oft zu einem gesteigerten Still- und Fläschchenbedürfnis. Das Baby scheint von der Milch nicht mehr richtig satt zu werden. Zu diesem Zeitpunkt kann, im gegenseitigen Einverständnis zwischen Mutter und Kind, mit der Beikost begonnen werden. Es ist Zeit für den ersten Brei.

Manche Babys haben mit fünf Monaten schon große Lust zu essen, andere erst mit sieben Monaten. Jedes Kind ist anders. Mit Beginn der Breieinführung tritt Ihr Baby in eine neue soziale und emotionale Entwicklungsphase ein. Ab dem fünften Lebensmonat lassen der »Ausspuck-« und der »Saugreflex« nach. Die Zunge schiebt nicht mehr alles heraus, sondern befördert die Nahrung von den Lippen nach hinten. Babys entwickeln einen koordinierten »Kau-Schluck-Reflex«. Ab dem achten Lebensmonat machen die Kinder große Fortschritte beim Kauen. Sie lösen sich allmählich von Brust und Flasche. Die orale Phase beginnt. Sie lernen, den Löffel zu halten, Essen in den Mund zu stecken, es im Mund zu bewegen und zu kauen. Das ist ein wichtiger Aspekt für die motorische Hand-Augen-Entwicklung.

> Kinder wachsen vor allem bis zum 15. Lebensmonat in körperlichen und geistigen Schüben. Falls Sie zu früh mit dem Brei begonnen haben und Ihr Kind nicht damit zurechtkommt, stoppen Sie den Versuch noch einmal. Zwingen Sie es auf keinen Fall zum Brei und versuchen Sie es zwei Wochen später wieder.

Was bedeutet Beikost?

So werden alle Nahrungsmittel außer Muttermilch und Säuglingsnahrungen bezeichnet, die im ersten Lebensjahr des Kindes eingeführt werden. Unter Beikost versteht man die Kost zur Milch. Brei ergänzt die Milch, ersetzt sie nicht. Milch bleibt im gesamten ersten Lebenshalbjahr wichtige Quelle für Proteine, Vitamine, Mineralien und essenzielle Fettsäuren. Sie ist mit 69 Kilokalorien pro 100 Milliliter ein entscheidender Energielieferant. So liefert sie mehr Kalorien als

Gemüsebrei. 100 Gramm Karotten haben ca. 30 Kilokalorien, Misch-gemüse mit Kartoffeln ca. 50 Kilokalorien und Gemüse-Fleisch-Brei ca. 65 Kilokalorien. Ein Obst-Getreide-Brei enthält 50 bis 75 Kilokalorien. Mit acht bis zehn Monaten brauchen Säuglinge noch 450 Milliliter Milch am Tag. Im zehnten bis zwölften Monat liegt der Bedarf bei 250 Millili-tern und ab dem ersten Geburtstag bei 125 Millilitern pro Tag.

Entwicklung der Organe des Kindes

Die Nieren verdoppeln ihre Größe im ersten Lebensjahr. Sie sind mit fünf bis sechs Monaten so entwickelt, dass sie den Beikostanforderun-gen entsprechen. Stoffwechselendprodukte können ausgeschieden, der Elektrolyt- und Säure-Basen-Haushalt ausgeglichen und der Wasser-haushalt reguliert werden. Magen- und Darmtrakt sind nach fünf Mo-naten so entwickelt, dass Fett (insbesondere ungesättigte Fettsäuren) gut absorbiert wird. Muttermilch wird von Geburt an zu 90 % ver-daut, da sie die dafür erforderlichen Lipasen gleich mitliefert. Eiweiße (Proteine) können von Geburt an, Stärke ab dem vierten Lebensmonat aufgenommen werden.

In welchem Alter wird zugefüttert?

Es wird allgemein empfohlen, mindestens volle vier bis höchstens sieben Monate ausschließlich zu stillen oder Säuglingsmilch zu füt-tern. Die WHO (Weltgesundheitsorganisation) empfiehlt, volle sechs Monate zu stillen und dann mit der Beikost zu beginnen. Das Stillen sollte im zweiten Lebenshalbjahr fortgesetzt werden. Die Empfeh-lung der WHO, bis zum zweiten Geburtstag zu stillen, richtet sich vor allem an Dritte-Welt-Länder, um Unterversorgung und Infektionen zu verhindern.

Mit ca. fünf bis sechs Monaten wird der erste Brei eingeführt. Mit Bei-kost sollte nicht vor dem fünften Lebensmonat begonnen werden, da sie Allergien provozieren kann. Die Einführung des ersten Breis mit sechs Monaten wird zwar allgemein empfohlen; das ist jedoch nicht dogmatisch zu sehen. Machen Sie es vom Interesse Ihres Kindes abhängig, ob Sie im

Für »ehemalige« Frühchen gilt: Füttern Sie dem Baby vor seinem fünften Lebens-monat keinen Brei. Gerechnet wird dabei ab tatsächli-chem Geburtstag und nicht etwa ab errechnetem Ent-bindungstermin. Das Gewicht des Babys sollte außerdem mindes-tens 5000 Gramm betragen.

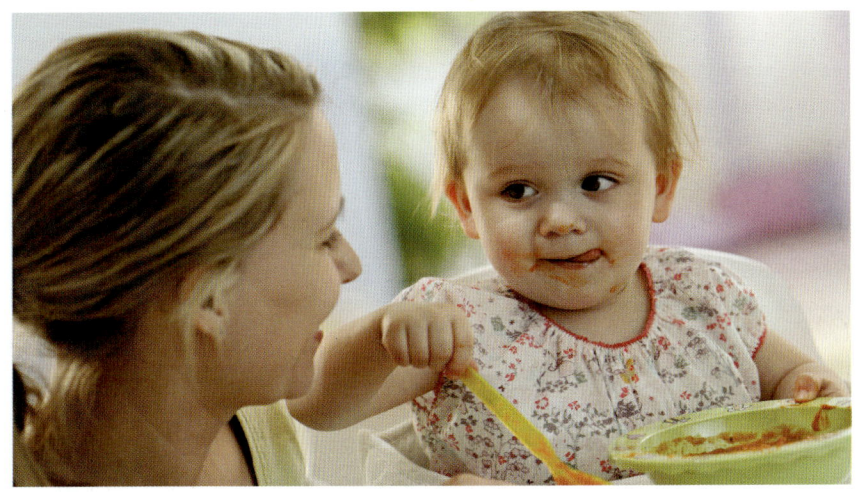

Beikost hat auch einen sozialen Faktor: Gemeinsames Essen am Tisch mit den »Großen« bezieht das Kind stärker in die Familie ein. Die Selbstständigkeit wird gefördert, die Koordination zwischen Hand, Mund und Auge trainiert.

fünften, sechsten oder siebten Lebensmonat mit der Beikost beginnen. Studien zeigen, dass es keinen negativen Effekt auf die Entwicklung des Immunsystems hat, wenn vor dem sechsten Lebensmonat gefüttert wird. Der Kontakt mit kleinen Mengen verschiedener Nahrungsmittel kann die Toleranz gegenüber diesen Stoffen verbessern und somit allergievorbeugend wirken. Umgekehrt hat es aber keinen schützenden Effekt, vor dem sechsten Lebensmonat mit der Beikost zu beginnen.

Bestimmte Lebensumstände bewirken eventuell eine Einführung des ersten Breis vor dem sechsten Lebensmonat. Manche Frauen kehren in den Beruf zurück, und das Baby bleibt beim Papa oder kommt in die Kinderkrippe. Es ist günstiger, einem sehr hungrigen Kind schon mit fünf Monaten den ersten Brei anzubieten, wenn Sie bis dahin gestillt haben, als komplett auf Ersatzmilch umzustellen. Ihr Baby sollte sich für Nahrung interessieren und in der Lage sein, Nahrung vom Löffel aufzunehmen. Das erfordert eine bestimmte Bewegung der Zunge und ist ein Entwicklungsschritt, der gemacht sein muss, um das Essen zu ermöglichen. Falls Ihr Kind gar kein Interesse an fester Nahrung hat oder viele Versuche fehlgeschlagen sind, brechen Sie die Beikosteinführung ab und versuchen es in zwei Wochen noch einmal. Ist es nicht möglich zu warten, führen Sie zuerst eine »Pre«- oder »1er«-Milch

Mit sechs Lebensmonaten steigt der Bedarf an Energie und Nährstoffen. Er kann nicht mehr ausschließlich über die Milch gedeckt werden. Für die Entwicklung und Funktion der inneren Organe, der Kaumuskulatur und der Zähne ist die Breieinführung wichtig.

ein und beginnen später in Ruhe mit dem ersten Brei. Verzichten Sie darauf, den Brei im Fläschchen zu füttern. Da das Sättigungsgefühl erst nach einiger Zeit einsetzt, ist die Gefahr einer Überfütterung so zu groß. Die Kinder sollen lernen, vom Löffel zu essen. Manche brauchen dazu einfach etwas länger.

Bedarf an Nährstoffen und Energie

Im zweiten Lebenshalbjahr steigt der Energiebedarf. Babys nehmen durch die Beikosteinführung weniger Fett zu sich, die Zufuhr von Kohlenhydraten und Ballaststoffen steigt hingegen. Fette sollten zu mindestens 50 % pflanzlicher Herkunft sein, weil in ihnen die essenziellen (lebenswichtigen) Fettsäuren enthalten sind. Sie heißen Linolsäure und Alpha-Linolensäure. Diese benötigt der Körper für Zellmembrane, Hormone und die Bereitstellung mehrfach ungesättigter Fettsäuren. Ballaststoffe sind wichtig für die Darmfunktion, die Stuhlbildung und dessen Ausscheidung.

Energie wird durch Fett und vor allem Kohlenhydrate gewonnen. Als Kohlenhydrate sind komplexe Mehrfachzucker (Stärke, Ballaststoffe aus Pflanzen, tierisches Glykogen) den Mono- und Disacchariden (Glukose/Traubenzucker, Fruktose/Fruchtzucker, Saccharose/Haushaltszucker, Maltose/Malzzucker, Laktose/Milchzucker) vorzuziehen. Der Eiweiß-, also Proteinbedarf sinkt im zweiten Lebenshalbjahr von 1,3 Gramm auf 1,1 Gramm pro Kilogramm Körpergewicht pro Tag. Kuhmilch enthält sehr viel mehr Eiweiß als Mutter- oder Säuglingsmilch und ist als Trinkmilch für Babys ungeeignet. Um ausreichend Kalzium aufzunehmen, geben Sie Ihrem Baby mindestens zwei Milchmahlzeiten (Brust oder Flasche) bis zum zwölften Lebensmonat.

Jod ist vor allem in Fisch enthalten und für die Schilddrüsenfunktion wichtig. Zink ist für die Haut bedeutsam, die Aufnahme erfolgt durch die Nahrungsmittel Fleisch und Getreide. Diese enthalten auch das wichtige Eisen. Der Bedarf an Eisen steigt, und das in der Milch enthaltene Eisen ist nicht mehr ausreichend. Die vor der Geburt angelegten Speicher neigen sich dem Ende zu. Eisen muss nun über die

Essen dient der Nahrungsaufnahme und ist somit lebensnotwendig. Essen ist aber auch ein sozialer Vorgang. Wir sitzen alle gern zusammen am Tisch. Ihr Baby gehört zur Familie und möchte mit Ihnen zusammen speisen und nicht neben dem Tisch auf der Krabbeldecke liegen.

Nahrung aufgenommen werden. Zwischen dem vierten und zwölften Lebensmonat benötigen Babys acht Milligramm Eisen am Tag. Es ist vor allem in rotem Muskelfleisch enthalten (Rind, Kalb, Lamm). Hirse enthält von allen pflanzlichen Lebensmitteln das meiste Eisen. Hafer, Maisgrieß, Weizen, Roggen, Fenchel und Karotten folgen. Vitamin C steigert die Eisenaufnahme.

Bei vegetarischer Ernährung besteht übrigens die Gefahr von Vitamin-B12- und Eisenmangel. Vitamine wie die Vitamine C, D, A und die B-Vitamine werden über die Nahrung aufgenommen.

Wie wird gefüttert?

Füttern Sie zu einer Tageszeit, wenn Ihr Baby ausgeruht ist, also nicht unmittelbar vor dem Mittagsschlaf. Sie selbst sollten geduldig und gelassen sein und nicht in Hektik. Also bitte nicht, wenn Sie in einer halben Stunde den Bus zum Babyschwimmen erreichen müssen. Die Tageszeit für den Brei ist nicht entscheidend. Möchte der Papa oder das ältere Geschwisterkind füttern, ist es kein Problem, den Brei, auch wenn es der Mittagsbrei ist, erst am Nachmittag oder Abend zu geben. Selbst der Vormittag ist kein Problem. Hauptsache, Sie haben Zeit, mit Ihrem Kind am Tisch zu sitzen.

Rituale helfen, das Essen interessanter zu machen, wie beispielsweise sich an den Händen zu fassen und »Piep, piep, piep, wir haben uns alle lieb – piep, piep, piep, guten Appetit« zu Beginn einer Mahlzeit zu sprechen. Packen Sie den Teller nicht zu voll und zwingen Sie Ihr Baby auf keinen Fall zum Aufessen. Es bestimmt selbst, wie viel es essen will. Essen ist nicht nur Nahrungsaufnahme gegen den Hunger. Essen macht Spaß. Essen darf kein Machtkampf oder Erziehungsmittel (Belohnung oder Strafe) sein. Geben Sie keine Speisen zur Ablenkung oder Belohnung! Es muss nicht so viel gegessen werden, bis die Eisenbahn auf dem Tellerboden zu sehen ist. Laufen Sie also nicht hinterher oder betteln Sie »Ein Löffelchen für Mama …«. Verlassen Sie sich auf den Instinkt Ihres Kindes und achten auf seine Reaktionen. Dreht es den Kopf zur Seite oder spuckt die letzten Löffelchen aus, lassen Sie es gut

Kinder lernen vor allem durch Nachahmung. Eltern sind das große Vorbild, auch was das Essen angeht. Soll Ihr Kind also lernen, am Tisch zu sitzen und gesunde Sachen zu essen, müssen Sie Ihrem Kind das so vorleben. Wenn Mama oder Papa nie Salat essen, wird es das Kind auch nicht tun. Machen Sie es sich zusammen schön am Tisch. Es sollte keine Ablenkung durch Herumlaufen, Fernsehgerät, Computer, Zeitungen, SMS oder Telefonate etc. geben.

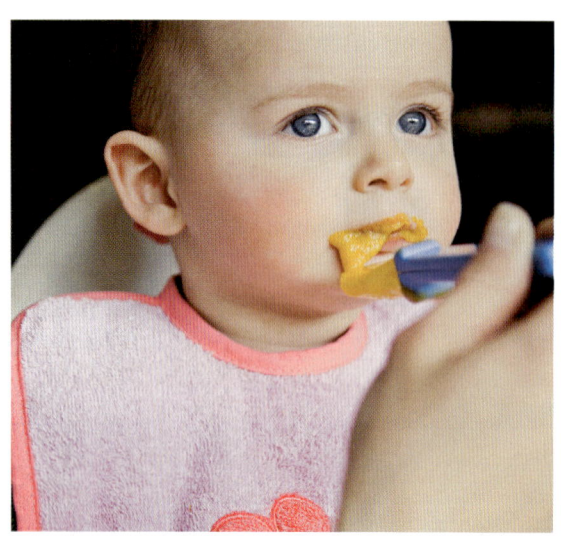

Nicht alle Babys sind von Anfang an Breifans; sie brauchen etwas Zeit, um sich an die neue Nahrung mit dem Löffel zu gewöhnen.

Ein schmaler Plastiklöffel eignet sich besonders gut für die Breieinführung. Es gibt auch extra weiche Silikonlöffel zu kaufen.

sein. Kinder benötigen einige Zeit, um sich an Geschmäcker zu gewöhnen. Weichen Sie nicht sofort auf andere Speisen aus, wenn das Baby sich anfangs schüttelt und den Brei ausspuckt. Häufig wird ein Nahrungsmittel erst nach 12 bis 15 Kontakten akzeptiert. Vorlieben für bestimmte Speisen sind normal und in Ordnung, wenn es denn keine Süßigkeiten sind. Bedenken Sie, dass Ihr Baby bisher ausschließlich Milch bekommen hat und keine geschmackliche Abwechslung benötigt wie die Großen.

Stillen fördert übrigens die Akzeptanz für Lebensmittel, weil der Säugling verschiedene Aromen aus der Muttermilch kennengelernt hat. »Flaschenkinder« akzeptieren dagegen den Löffel bereitwilliger als gestillte Kinder. Ihr Baby möchte seine Welt »begreifen«. Es gehört dazu, dass Nahrungsmittel angefasst werden und mit dem Essen »gespielt« wird. Ihr Kind möchte einen eigenen Löffel oder eine gekochte Kartoffel in der Hand halten. Machen Sie sich Ihr Leben leicht und füttern Sie nicht auf dem hellen Teppich. Eine Plastikunterlage unter dem Kinderstuhl beruhigt die Nerven.

Tischmanieren gelten auch für Babys. Seien Sie auch hier Vorbild. Das Essen beginnt, wenn alle am Tisch sitzen. Die richtige Kurve mit dem Löffel zum Mund darf geübt werden. Dabei fällt eine Menge herunter. Mit der Nahrung sollte aber nicht geworfen werden. Ihr Baby darf »aufstehen«, wenn es fertig ist, da es nicht so lange sitzen kann. Mindestens bis zum Kindergartenalter vermeiden Sie so vorprogrammierten Stress am Tisch.

Für die Entwicklung ist es günstig, die Kinder von Anfang an im eigenen Sitz zu füttern. Es eignet sich besonders ein Schaukelwipper, eine Liege oder der Autositz mit einem Tuch darunter, wenn das Kind noch nicht allein sitzen kann. Sobald es sitzt, sollte es seinen festen Platz im sicheren Hochstuhl am Familientisch bekommen. Aus physiotherapeutischer Sicht ist es günstig, das Kind von vorn zu füttern, also von Angesicht zu Angesicht, und nicht auf dem Schoß, da der Löffel immer um die Ecke kommt. Wegen der möglichen Übertragung von Karieserregern oder Pilzen lutschen Sie den Löffel des Kindes bitte nicht ab.

Fertigprodukte oder selbst kochen?

Egal, ob Sie sich für Fertigprodukte oder Selbstkochen entscheiden, ist es sinnvoll, mit Beginn der Breifütterung auf eine gesunde, vollwertige und ausgewogene Mischkost zu achten. Der Geschmack wird erlernt. Die Akzeptanz für Lebensmittel steigt, wenn früh mit deren Fütterung begonnen wird. Das bedeutet, Sie entscheiden, was Ihr Baby kennenlernt. So z. B., wie süß, sauer oder salzig ein Nahrungsmittel ist. Es ist möglich, eine Kombination aus Fertigprodukten und selbst zubereiteter Nahrung anzubieten. Gläschen sind sehr praktisch, vor allem für unterwegs. Jedoch müssen Sie auf die Zutatenliste achten. Selbstkochen ist etwas aufwendiger; Sie bestimmen dann aber, welche Lebensmittel enthalten sind. Der Trend geht immer mehr zu Bioprodukten. Bio heißt, dass die Zutaten aus kontrolliert ökologischem Anbau sind, keine chemisch-synthetischen Pflanzenschutzmittel verwendet und keine Gentechnik eingesetzt wurden. Bioprodukte sind durch die EU-Öko-kontrollnummer oder das Biosiegel ausgezeichnet.

Es gibt von der EU-Kommission festgelegte Schadstoffgrenzwerte für Babynahrung. Säuglingsmilchen, Gläschenkost und Breie werden streng auf Pestizide, Schimmelpilzgifte und den Nitratgehalt kontrolliert. Die Diätverordnung gibt an, dass in einem Kilo des fertigen Produkts maximal 250 Milligramm Nitrat und maximal 0,01 Milligramm Pflanzenschutzmittel bzw. Schädlingsbekämpfungsmittel-Rückstände enthalten sein dürfen.

> Das Forschungsinstitut für Kinderernährung Dortmund (FKE) hat, wie auch für die Trinkwasserverordnung, eine Hotline für konkrete Fragen: 01 80/4 79 81 83. Die Fachausschüsse der ESPGAN (Europäische Gesellschaft für Pädiatrische Gastroenterologie und Ernährung) und der SCF (Wissenschaftlicher Lebensmittelausschuss der EU-Kommission) prüfen ebenfalls Nahrungen und geben Empfehlungen.

Manche Herstellerangaben sind sehr irreführend. So ist angegeben: »aus kontrolliertem Anbau« oder »unbehandelt«, was jedoch nicht bedeutet, dass es sich um ein Bioprodukt handelt. Ein anderer Trick der Firmen ist, den Zusatz »kristallzuckerfrei« auf die Verpackung zu drucken. Der Brei enthält dann zwar keinen Kristallzucker, aber diverse andere Zucker, die genauso schlecht sind.

Fertigprodukte

Beim Einkaufen von Gläschen mit Gemüse- oder Obstbrei achten Sie bitte auf Folgendes: Bevorzugen Sie Breie mit möglichst wenig Zutaten. Sie sollten wenig Salz, Gewürze, Kräuter und keine Aromen enthalten. Bei Obstgläschen sind solche, die zusätzliche Zucker enthalten, zu meiden. Oftmals sind in diesen versteckte Zucker zu finden. So steht auf dem Gläschen »ohne Zusatz von Kristallzucker«; wenn man jedoch die Zutatenliste liest, sind dort versteckte Zucker wie z. B. Maltose, Dextrose, Saccharin, Laktose, Traubenzucker, Saccharose, Glukose oder Honig aufgeführt. Eine Ausnahme ist, wenn der Zucker aus dem aufgespaltenen Getreide stammt. Dieser muss laut Gesetzgeber so angegeben werden. Vollkornprodukte sind zu bevorzugen. Sie haben eine höhere Wertigkeit als Weißmehlprodukte; so hält Vollkorn beispielsweise länger satt und fördert die gesunde Verdauung. Gemüse, wie z. B. Karotte, Kürbis, Blumenkohl, Brokkoli, Kohlrabi, Fenchel und Pastinake, sind nährstoffreich und deshalb besonders geeignet. Kartoffeln als Hauptsättigungsbeilage, ab und zu Nudeln oder Reis sollten enthalten sein.

Die fertigen Breie unterliegen strengen Schadstoffkontrollen. Der Gesetzgeber verpflichtet die Hersteller, die in der Diätverordnung festgelegten Grenzwerte einzuhalten. Dennoch empfehle ich Ihnen, darauf zu achten, dass die Zutaten aus kontrolliert biologischem Anbau sind. Rückstände von Nitrat und Schwermetallen sind hier eher nicht zu erwarten. Bioprodukte erkennt man an der EU-Ökokontrollnummer, die auf den Etiketten zu finden ist.

Zu bedenken ist, dass es sich bei den Gläschen immer um eine Konserve handelt. Diese Breie dürfen nach dem Öffnen nur einmal erwärmt werden und sind drei Tage im Kühlschrank haltbar. Sie dürfen nicht

Nicht kaufen sollten Sie Babypudding, -joghurt und -quark oder spezielle Fruchtzubereitungen für Kinder. Diese enthalten zu viel ungünstige Eiweiße und Zucker. Aus dem gleichen Grund rate ich auch von Trinkmahlzeiten oder Gute-Nacht-Fläschchen-Pulvern oder -Gläschen ab.

Beikost auf einen Blick

Beachten Sie, dass die Geschmacksprägung hauptsächlich im Säuglings- und Kleinkindalter stattfindet. Ernähren Sie Ihr Kind deshalb gesund und vielfältig.

- Achten Sie auf eine vollwertige Ernährung.
- Die Inhaltsstoffe sollten der selbst gekochten Kost entsprechen und aus biologischem Anbau stammen.
- Der Brei muss ohne Zusatz von Konservierungsmitteln, Zucker und Aromen sein und darf nur wenig Gewürze, Salz und Kräuter enthalten.
- Verzichten Sie auf Kuhmilchprodukte vor dem zweiten Lebenshalbjahr.
- Kaufen Sie Milchbreie mit Bedacht, denn diese enthalten oft die kalorienreiche, gezuckerte Folgemilch.
- Reichen Sie viel pflanzliche Lebensmittel und Ballaststoffe.
- Füttern Sie Fleisch und Fett in Maßen.
- Füttern Sie wöchentlich Fisch.
- Geben Sie zusätzlich Rapsöl und Obstsaft ins Gläschen.
- Für die Sprachentwicklung ist eine gewisse Stückigkeit der Nahrung ab dem siebten bis achten Lebensmonat gut.

eingefroren werden. Deshalb wirft man leider sehr viel weg oder muss den Brei selbst essen. Oft sind zu viele Zutaten enthalten. Geschmacklich unterscheiden sie sich von selbst gekochter Nahrung.

Der finanzielle Faktor ist nicht außer Acht zu lassen, denn Gläschen sind ein teurer Luxus, jedoch unterwegs sehr praktisch. Natürlich bestehen keine gesundheitlichen Bedenken, wenn Sie sich dazu entschließen, Ihrem Kind ausschließlich Gläschen zu geben. Es ist jedoch notwendig, zusätzlich Öl ins Gläschen zu geben, da häufig kein oder nur minderwertigere Öle enthalten sind (siehe auch Seite 111). Gläschenkost mit Vollkorn und Fleisch fügen Sie bitte vier Esslöffel Obstsaft oder -mus (Apfel oder Birne) hinzu. Das steigert die Eisenaufnahme.

Neben der Zutatenliste finden Sie auf Fertigprodukten Angaben zur Stuhlwirkung – ob sie stuhlauflockernd, -festigend oder -regulierend wirken. Stuhlauflockernd sind z. B. Apfel, Birne, Pfirsich, Aprikose, Hirse, Dinkel, Hafer oder Müslibrei. Stuhlfestigend sind vor allem Banane, Heidelbeere, Karotte und Reis. Als stuhlregulierend gelten Zucchini, Kürbis, Blumenkohl, Brokkoli und Getreide.

Der Flüssigkeitsbedarf

Bis zur Breieinführung wird der Flüssigkeitsbedarf über die Mutter- und Säuglingsmilch gedeckt. In dieser Zeit ist es nur unter bestimmten Umständen notwendig, zusätzliche Getränke anzubieten – an Sommertagen, bei Verstopfung, Durchfall oder Fieber und nach ärztlicher Verordnung. Spätestens ab dem dritten Brei benötigt Ihr Baby zusätzlich etwas zu trinken. Vom achten bis zwölften Monat benötigt es ca. 100 Milliliter Flüssigkeit pro Tag zu Milch und Brei. Vom ersten bis zweiten Lebensjahr, wenn feste Nahrung wie z. B. Brot gegeben wird, steigt der Bedarf schrittweise auf 600 Milliliter pro Tag. Auch nach Beginn der Beikost sollte der Urin hell bleiben und nicht dunkel, also konzentriert sein.

Manche Kinder wollen einfach nicht trinken. Das ändert sich meist, wenn die Breie nicht mehr so flüssig sind. Sie sollten das Trinken dann einfach immer wieder anbieten und auch hier wieder Vorbild sein.

Es ist möglich, fünf bis sechs Monate alten Kindern die Getränke aus einem Becher oder einer Trinklerntasse anzubieten. Die Verschlusskappen von Fläschchen eignen sich gut als kleine Becher. Fläschchen dürfen natürlich auch gegeben werden. Jedoch ist zu beachten, dass durch Dauernuckeln die Kariesgefahr steigt und Zahnfehlstellungen leichter entstehen können. Bitte reichen Sie keine Getränke zum Trösten oder Einschlafen. Haben Sie bisher ausschließlich gestillt, ist es oft günstiger, sofort einen Becher o. Ä. zu reichen. So brauchen Sie Ihrem Kind später keine Flasche abzugewöhnen. Bis zum zweiten Geburtstag wird fast jedes Kind gelernt haben, aus einem Becher zu trinken. Bis zum Kindergartenalter sollte der Nuckel verschwunden sein.

Ganz zu Beginn der Breieinführung verweigert Ihr Kind möglicherweise jegliche zusätzliche Flüssigkeit. Der erste Brei ist flüssig, und das Baby trinkt noch sehr viel Milch. Aus diesem Grund sind Getränke zu diesem Zeitpunkt noch nicht ganz so wichtig. Wie fast überall gilt auch hier: Seien Sie Vorbild. Trinken Sie nicht nur bei den Mahlzeiten, sondern auch unterwegs.

Trinken ist wichtig für die Nierenfunktion. Normalerweise haben Kinder großen Durst, weil ihre Nieren noch nicht in der Lage sind, den Harn so zu konzentrieren wie bei älteren Kindern oder Erwachsenen. Sie scheiden viel Flüssigkeit aus und müssen deshalb viel trinken.

Bieten Sie Ihrem Kind ebenfalls regelmäßig Getränke an. Lassen Sie ein Durstgefühl am besten gar nicht erst entstehen. Wasserreiche Lebensmittel wie beispielsweise Melonen und Gurken tragen zu einem guten Wasserhaushalt bei, sie ersetzen allerdings keine Getränke. Fruchtsaft ist kein Obstersatz. Kuhmilch ist als Trinkmilch in den ersten zwölf Lebensmonaten ungeeignet und kein Ersatz für Mutter- oder Säuglingsmilch.

Gezuckerte Getränke oder Limonaden sind ein absolutes Tabu. Limonaden und Fertiggetränke enthalten Zitronensäure und Zucker.

Geeignete Getränke im ersten Lebensjahr

Ich empfehle Ihnen, Ihrem Baby vor allem Trinkwasser zu geben. Wasser kann es trinken, so viel es möchte. Solange Ihr Kind noch nicht mobil ist, bieten Sie ihm abgekochtes Wasser an. Rutscht oder krabbelt es dann und lutscht alles ab oder tauscht angesabberte Spielsachen mit seinen Krabbelgruppenfreunden, brauchen Sie das Wasser nicht mehr abzukochen.

Die Kinder bevorzugen häufig warmes Leitungswasser, weil sie es gewohnt sind, körperwarme Getränke zu erhalten. Saftschorlen im Verhältnis ein Drittel Saft und zwei Drittel Wasser dürfen ab und an zu den Mahlzeiten angeboten werden. Der Saft soll ungezuckert sein. Als Wasser eignet sich abgekochtes Leitungswasser, Mineralwasser (mit dem Vermerk »Geeignet für Säuglingsnahrung«) oder gekauftes Babywasser. Beachten Sie, dass Saft Fruktose enthält, welche auch kariogen wirkt. Also eher selten Saft reichen.

Tee eignet sich auch als Getränk. Wählen Sie losen Kräutertee oder Teebeutel. Kaufen Sie am besten einen speziellen Biobabytee. Dieser entspricht der Diätverordnung für Säuglingsnahrung. Im Tee können Rückstände aus Pflanzenschutzmitteln enthalten sein, die beim Aufbrühen in das Getränk übergehen.

Die zu bevorzugenden Kräutertees sind Fenchel-, Kümmel-, Anis-, Melisse- und nicht aromatisierter Rotbuschtee. Für einen Liter abgekochtes Wasser nehmen Sie einen Teebeutel oder einen Esslöffel losen Tee und lassen ihn ca. drei Minuten ziehen.

Teegranulate sind eine sehr schlechte Wahl. Auf deren Verpackungen steht z.B. »Babyfencheltee ab der ersten Lebenswoche« sowie »ohne Zusatz von Kristallzucker«. Die Zutatenliste führt jedoch andere Zucker (Maltodextrin oder Dextrose) auf und lediglich Extrakte aus Fenchel. Diese Tees verursachen Karies, fördern die Vorliebe für Süßes und begünstigen die Entstehung von Übergewicht. Früchtetee ist wegen der Fruchtsäure ebenfalls ungeeignet.

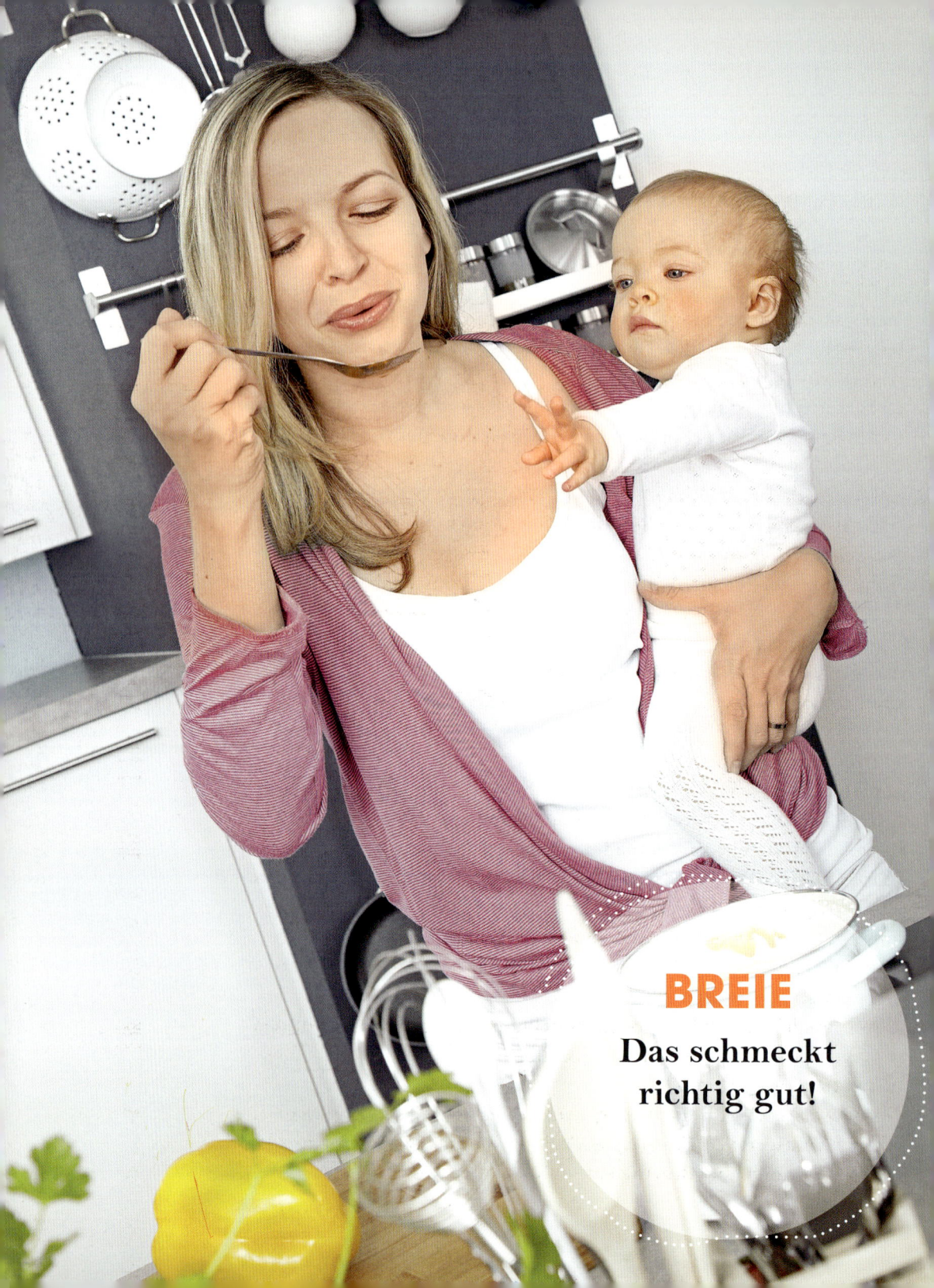

BREIE

Das schmeckt
richtig gut!

Fertigprodukte

Instantbreie

Außer den Gläschen gibt es diverse Instantbreie zu kaufen, die mit Wasser angerührt werden. Diese Breie sind fast immer Milchbreie. Auch wenn der Brei beispielsweise »Apfel-Karotten-Brei« heißt und auf seiner Verpackung steht, dass dieser nach dem vierten Lebensmonat gegeben werden kann, man einfach Wasser hinzufügen soll und dass dieser frei von Kristallzucker ist, wundert man sich erheblich, wenn man die Zutatenliste des Breis liest. Dort steht nämlich an erster Stelle Folgemilch, also eine industriell hergestellte Säuglingsmilch auf Kuhmilchbasis. Dann werden Zutaten aufgezählt, die man manchmal kaum aussprechen kann; häufig sind auch Vanillin, diverse Zucker wie beispielsweise Glukose oder Traubenzucker und Zitronensäure enthalten.

Aus diesen Gründen rate ich Ihnen vom Kauf solcher Breie ab. Kurz gesagt: Überall, wo Milchbrei draufsteht, ist auch Kuhmilch drin.

> Instantbreie, die nur mit Wasser angerührt werden, sind keine so gute Wahl.

Getreidebreie

Einige konventionelle Hersteller von Babynahrung und fast alle Biofirmen bieten auch Getreidebreie an. In ihnen ist neben dem angegebenen Getreide nur Vitamin B1 enthalten. Diese Zugabe ist gesetzlich vorgeschrieben. Es gibt beispielsweise Dinkel-, Hafer-, Grieß-, Hirse-, Reis-, Müsli-, Vollkorn-, Buchweizen- oder Mehrkornbreie zu kaufen. Diese erhalten Sie meist in Bioqualität. Sie sind milchfrei und ohne Zuckerzusätze. Ich würde aber keinen Reisbrei wählen, da dieser stopft und keinen besonderen Nährwert hat.

Die Getreidebreie sind in Drogeriemärkten, Reformhäusern, Bioläden und Biosupermärkten zu erhalten. Sie kosten nicht mehr als die normalen Instantmilchbreie.

Getreidebreie können übrigens genauso schnell wie die Instantbreie in Wasser, Muttermilch, Säuglingsmilch und Kuhmilch aufgelöst werden. Lesen Sie dazu meine Rezeptideen ab Seite 102.

Breie selbst gemacht

Kochen Sie selbst, empfehle ich Ihnen, Lebensmittel aus kontrolliert biologischem Anbau zu kaufen, da die konventionellen Nahrungsmittel wegen zu hoher Schadstoffkonzentrationen nicht optimal für Babynahrung geeignet sind. Fast in jedem Supermarkt gibt es eine Bioecke. Bioläden und Reformhäuser sowie die preiswerteren Biosupermärkte oder den Ökowochenmarkt findet man fast überall. Biobauernhöfe bieten sogar einen Lieferservice für Gemüsekisten an. Bioprodukte sind etwas teurer als konventionelle Nahrungsmittel – im Vergleich zu den Gläschen jedoch immer noch deutlich preiswerter. Bedenken Sie, dass ein Kilo Biokarotten vielleicht einen Euro mehr kostet als die herkömmlichen Karotten. Da Sie selbst kochen, erhalten Sie aber eine sehr große Menge Brei. Für diesen Preis können Sie maximal drei Gläschen kaufen.

Der große Vorteil, wenn Sie selbst kochen: Sie allein bestimmen die Zutaten und wissen so, was der Brei alles enthält.

Die Zubereitungsarten

Die Zubereitung erfolgt schonend, d. h. Gemüse sollte nicht sprudelnd gekocht, sondern schonend gedünstet werden. Dabei bleiben alle

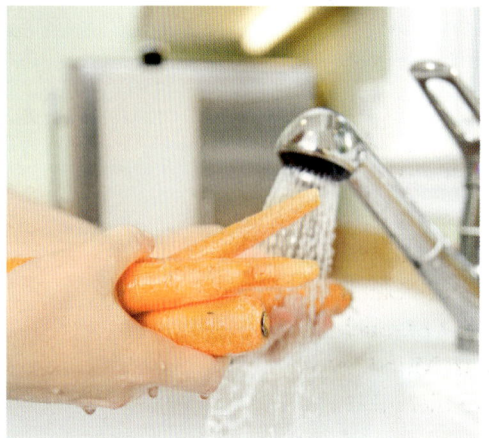

Vitamine und Mineralien weitgehend erhalten. Zum Dünsten eignet sich ein Topf mit geschlossenem Deckel oder ein Schnellkochtopf. Auch das Garen in Alufolie ist möglich, jedoch recht aufwendig. Das Gemüse wird hierzu mit etwas Wasser zu einem Aluminiumfoliepäckchen verpackt und im Backofen bei niedriger Temperatur gegart. Die Zubereitung in der Mikrowelle ist übrigens eher fraglich. Ich würde Ihnen davon abraten.

Dünsten

Wir nehmen als Beispiel die Karotten. Waschen und schälen Sie diese gut. Grüne Stellen sind

Checkliste Küchenausrüstung

- Topf mit Deckel oder Schnellkochtopf
- Pürierstab oder Küchenmaschine
- Wasserkocher
- Feines Sieb zum Durchstreichen des Breis
- Zum Einfrieren: Vier-Sterne-Gefrierfach oder Tiefkühltruhe, Eiswürfelbehälter, verschließbare Plastikboxen, Gefrierbeutel, saubere Joghurtbecher mit Frischhaltefolie zum Verschließen
- Zum Aufwärmen: Topf für ein Wasserbad, Fläschchen- bzw. Gläschenwärmer, gegebenenfalls Mikrowelle

großzügig zu entfernen. Schneiden Sie die Karotten klein und geben Sie sie in einen Topf. Fügen Sie so viel Wasser hinzu, dass die Karotten »nasse Füße« haben und nicht im Wasser »ertrinken«. Oder anders: Nehmen Sie nur so viel Wasser, wie Sie benötigen, um mit dem gesamten Dünstwasser den späteren Brei zu erstellen. Es soll also kein Wasser abgegossen werden. Dünsten Sie die Karotten ohne Salz bei geschlossenem Deckel und geringer Temperatur, bis sie weich sind. Rühren Sie regelmäßig um, damit nichts anbrennt. Andere Gemüsesorten, wie z. B. Kürbis und Süßkartoffeln, benötigen, da sie eher mehlig und sämig sind, mehr Wasser zum Dünsten.

> Gemüse sollte vitaminerhaltend bei geringer Temperatur gedünstet werden.

Pürieren

Die weichen Karotten werden jetzt mit dem Dünstwasser fein püriert. Dazu eignet sich ein Pürierstab oder eine Küchenmaschine. Pürierstäbe sind relativ günstig zu erwerben.

Da Ihr Baby bisher nur ganz flüssige Nahrung zu sich genommen hat, rate ich Ihnen, den pürierten Brei zusätzlich durch ein feines Sieb zu streichen, um jegliche Klümpchen herauszufiltern. Es gibt nämlich Kinder, die, wenn sie aus Versehen ein kleines Klümpchen im Mund hatten, denken, sie ersticken – und dann wochenlang den Mund nicht mehr aufmachen.

Die Konsistenz der ersten Breie sollte so sein, dass Sie einen gestrichenen Löffel Brei aufnehmen. Ist der Löffel gehäuft, ist der Brei zu fest. In diesem Fall geben Sie abgekochtes Wasser aus dem Wasserkocher dazu. In den nächsten Lebensmonaten klappt das Füttern immer besser, und Ihr Kind ist imstande, festere Breie und Stückchen zu essen. Nach dem Dünsten und Pürieren werden dem Brei Öl und später Fruchtmus oder Saft hinzugefügt (siehe Rezepte Seite 102ff.).

> Breie und Getränke werden bei körperwarmen 37 °C besser akzeptiert.

Aufbewahrung

Der gekochte Brei ist im Gefrierfach bei minus 18 °C zwei Monate haltbar. Er kann in kleinen Gefrierbeuteln oder Eiswürfelbehältern sehr gut eingefroren werden. Es ist möglich, die gefrorenen Breiwürfel in ein anderes geschlossenes Gefäß zu drücken und darin aufzubewahren. So werden die Eiswürfelschalen für den nächsten Brei frei, und Sie müssen nicht so viele anschaffen.

Frische Breie halten im Kühlschrank einen Tag. Auch besteht die Möglichkeit, den Brei einzuwecken. Füllen Sie dazu den heißen Brei bis zum oberen Rand in saubere, heiß ausgespülte Gläser, schrauben diese zu und stellen sie zum Abkühlen auf den Deckel. Dieser Brei ist im Gemüsefach des Kühlschranks ca. eine Woche haltbar.

Erwärmen des Breis

Gefrorene und gekühlte Breie können – wenn Sie diese verwenden wollen – in der Mikrowelle (Erwärmen: 30 Sekunden bei 300 bis 400 Watt), im Wasserbad oder im Fläschchenwärmer aufgetaut und erwärmt werden. Weil sich der Brei nicht gleichmäßig erwärmt, rühren Sie bitte immer gründlich um.

Die Temperatur sollte weder heiß noch kalt sein und wie Mutter- und Säuglingsmilch ca. 37 °C betragen. Aufgewärmte Breireste sollen nicht noch einmal erwärmt werden.

Was wird gefüttert?

Auch wenn Sie selbst kochen, verzichten Sie auf viel Salz und Gewürze. Gemüse muss immer gewaschen und geschält werden. Haben

Nachtschattengewächse (Kartoffeln, Tomaten, Karotten) braune oder grüne Stellen, entfernen Sie diese großzügig, weil in ihnen krebserregende Stoffe vorkommen.

Des Weiteren für die Babyernährung ungeeignet sind Pilze, Innereien wie Leber oder Niere, Fleischwurst, Lyoner, Wiener Würstchen, Gepökeltes, z. B. Kassler, Gegrilltes oder Geröstetes. Geben Sie eher kein Schweinefleisch, denn es ist oft zu fett. Wegen des hohen Fettgehalts bitte auf Muscheln und fette Fischsorten wie Hai, Heilbutt, Thunfisch, Aal und Hecht

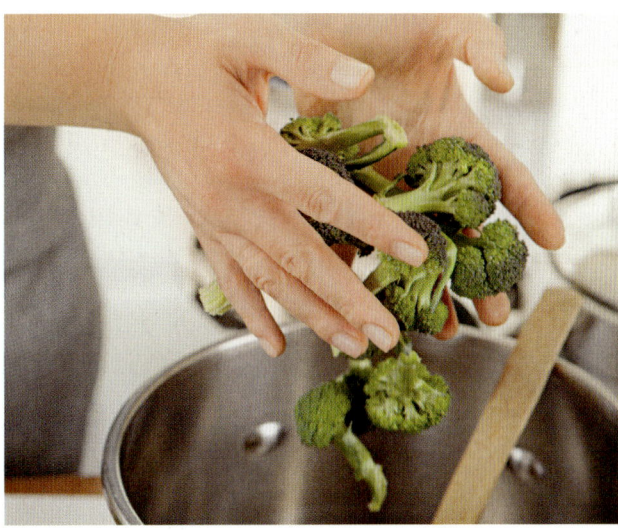

verzichten. Im Fettgewebe der Pilze und Fische lagern sich Schadstoffe ab. Rohmilchprodukte, rohes Fleisch und Honig sind ebenfalls nicht geeignet. Sollten Sie Ihrem Kind keine Vitamin-D-Tabletten geben, füttern Sie ihm bitte sparsam Spinat, Rote Bete oder Rhabarber, da diese dem Körper Kalzium entziehen.

Gemüse der jeweiligen Saison und aus heimischen Gebieten sind vorzuziehen.

Nahrungsmittel, die Sie frühestens nach acht bis zwölf Monaten anbieten sollten: frittierte Speisen (Pommes frites), Sojaprodukte und Frischkornbreie.

Bevorzugen Sie immer Gemüse der jeweiligen Jahreszeit aus heimischen Gebieten. Geeignet sind besonders die Gemüsesorten Karotte, Kürbis, Blumenkohl, Brokkoli, Kohlrabi, Fenchel, Pastinake und Kartoffel. Auch hier lieber Vollkornprodukte verwenden, wenn Sie Reis oder Nudeln dazugeben. Zu Fleisch- und Getreidemahlzeiten geben Sie etwas Fruchtmus oder -saft – denn so kann das Eisen besser aufgenommen werden.

Bei der Fleischwahl gilt: Je röter das Fleisch in ungekochtem Zustand, desto mehr Eisen ist enthalten. Bevorzugen Sie deshalb Fleisch von Rind, Kalb oder Lamm. Puten- und Hähnchenfleisch ist eisenärmer und kann zu Verstopfung führen.

Honig kann Botulinumbakterien enthalten (Clostridium botulinum), die ein lähmendes Gift im Babydarm bilden. Das führt zur Verstopfung. Gelangt dieses Gift ins Blut, kommt es zu Lähmungen der Muskeln, was sogar zur Atemlähmung führen kann.

Wann welcher Brei?

Der erste Brei ist der Mittagsbrei und besteht aus Gemüse. Er wird frühestens nach dem vierten bis spätestens siebten Lebensmonat eingeführt. Wählen Sie eine Gemüsesorte, die beide Elternteile gut vertragen, und füttern Sie den Monobrei ein paar Tage. Karotte, Pastinake und Kürbis eignen sich besonders gut für den Anfang. Kartoffeln eignen sich nicht als Monobrei, weil sie nach dem Pürieren klebrig und zäh werden. Ist die erste Portion Brei verbraucht, bereiten Sie das Gemüse mit Kartoffeln zu. Andere Gemüsesorten können dann dazugenommen werden.

Noch im sechsten bis siebten Lebensmonat erfolgt die Einführung des Gemüse-Kartoffel-Fleisch-Breis. Gemüse mit Kartoffeln und Fleisch sättigen besser als der Monobrei.

Der zweite Brei ist meist der Milchbrei. Sie können ihn mit Säuglingsmilch zubereiten. Haben Sie bisher ausschließlich gestillt und möchten auch weiterhin auf Pulvermilch verzichten, verfahren Sie wie folgt: Führen Sie als zweiten Brei einen Obstbrei ein und geben ab und zu einen Esslöffel Joghurt oder Butter dazu. Ihr Kind wird das sehr wahrscheinlich gut vertragen. Nun können Sie den Abendmilchbrei mit frischer Kuhmilch zubereiten. Kuhmilch wird zwar als Trinkmilch im ersten Lebenshalbjahr nicht empfohlen; 200 Milliliter sind aber völlig in Ordnung, um damit einen Brei herzustellen. Ein Getreide-Obst-Brei wird zwischen dem siebten und achten Lebensmonat dazugenommen. Ab dem neunten bis zwölften Lebensmonat beginnt die Familienkosteinführung.

So werden Breie eingeführt

Die Hauptnahrung eines Babys ist Milch (Mutter- oder Säuglingsmilch). Babys sind Kinder bis zum ersten Geburtstag (erster bis zwölfter Lebensmonat). Danach sind es Kleinkinder, die auch Familienkost essen. Zufüttern bedeutet also lediglich eine allmähliche Einführung

Babys haben kleine Mägen und brauchen öfter kleine Mahlzeiten. Sie sollten drei Haupt- und zwei bis drei Zwischenmahlzeiten erhalten. Hauptmahlzeiten sind der Mittagsbrei, der Getreide-Obst-Brei und der Milchbrei. Zu den Zwischenmahlzeiten zählen Obstbrei, Obst- und Gemüsestückchen, Reistaler, Knäckebrot u. Ä.

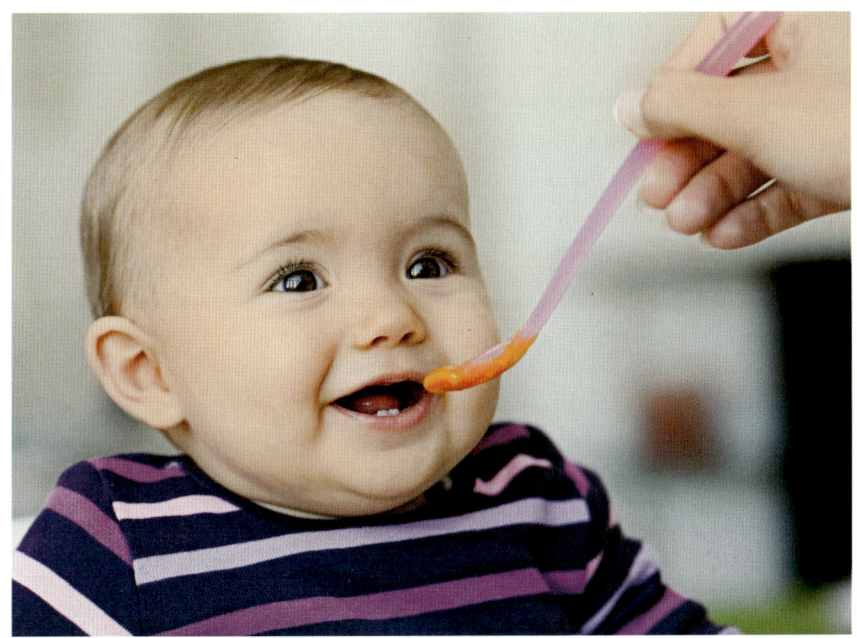

Der Gemüsebrei wird als Mittagessen ab dem fünften bis siebten Lebensmonat gegeben.

von fester Nahrung und keineswegs ein vollständiges Abstillen oder Absetzen der Säuglingsmilch. Es ist wichtig, dass Ihr Kind bestimmte Nährstoffe erhält, die Milchnahrung aber nicht komplett durch Breinahrung ersetzt wird.

Im Alter der Beikosteinführung haben die meisten Kinder einen eigenen Trinkrhythmus entwickelt. Kinder, die noch keinen Rhythmus gefunden haben, trinken trotzdem in bestimmten Zeitfenstern, beispielsweise zwischen 11 und 14 Uhr. Zu einer gewünschten Tageszeit wird die Brust- oder Flaschenmahlzeit langsam durch eine Breimahlzeit ersetzt. Entscheiden Sie sich für ein Zeitfenster und bleiben bei diesem, weil sich, wenn Sie stillen, Ihre Brust daran gewöhnt, zu dieser Zeit weniger Milch zu produzieren. Je mehr Brei Ihr Baby isst, desto weniger trinkt es danach aus der Brust. Die Milchproduktion zu dieser Uhrzeit geht zurück. Auch für Ihr Kind ist wiederkehrendes Tagesprogramm und Ritual wichtig, denn es gibt ihm Sicherheit z. B. zu wissen, dass es nach dem Mittagsschlaf den Brei bekommt.

Ab der Einführung des Gemüse-Kartoffel-Fleisch-Breis sollte Fleisch einmal wöchentlich durch Fisch ergänzt werden. Fisch ist ein wichtiger Jodlieferant.

Füttern Sie am ersten Tag ein bis zwei Teelöffel Brei. Danach bekommt Ihr Baby wie gewohnt die Brust oder Flasche. Am zweiten Tag füttern Sie zwei bis drei Teelöffel Brei, am dritten Tag drei bis fünf Löffelchen und steigern so täglich. So kann sich der Verdauungstrakt des Babys langsam an das neue Nahrungsmittel gewöhnen. Außerdem achten Sie auf Unverträglichkeitsreaktionen, wie z. B. Blähungen, Verstopfung oder Hautausschläge. Mit der langsamen Einführung können Sie das besser kontrollieren.

Je mehr Brei Ihr Kind isst, desto weniger Milch trinkt es danach. Irgendwann nach ein bis vier Wochen ist je nach Wunsch des Kindes eine Milchmahlzeit durch einen Brei ersetzt. Einige Babys sind ganz wild aufs Löffelchen und benötigen schon nach ein paar Tagen keine Milch nach dem Brei. Andere finden die Sache mit dem Löffel und dem

Viele Hersteller bieten Esslern-löffel an, speziell auf kleine Münder und kleine Hände zugeschnitten. Damit machen Essen und Füttern mehr Spaß als mit einem normalen Löffel.

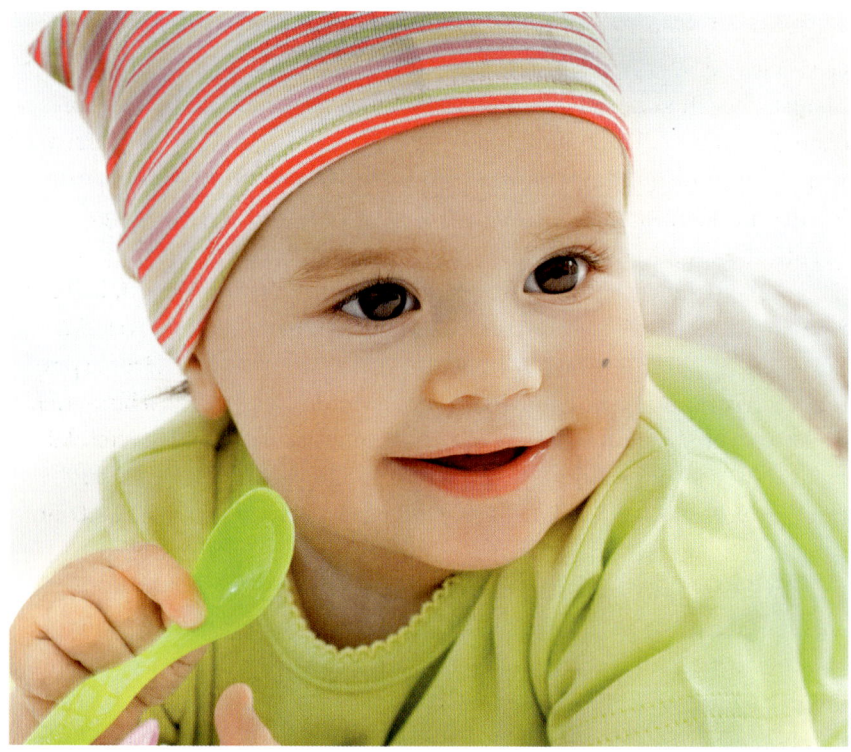

Brei noch sehr merkwürdig und brauchen lange Zeit, um sich an den neuen Geschmack, die Konsistenz und den Geruch des Breis sowie den Löffel zu gewöhnen. Machen Sie sich nicht verrückt oder vergleichen Ihr Kind mit anderen.

Wichtig ist, dass es ein wenig Gemüse zu sich nimmt. Das eine Kind schafft maximal zwei Esslöffel, ein anderes macht nach 250 Gramm Gemüse immer noch den Mund auf. Beides ist in Ordnung. Beim nächsten Brei verfahren Sie gleich. Verweigert Ihr Kind das Essen, weil es z. B. gewohnt ist, gleich nach dem Erwachen Brust oder Flasche zu bekommen, geben Sie erst eine halbe Milchmahlzeit und danach den Brei.

Wenn Sie stillen

Je mehr Brei Ihr Baby zu einer bestimmten Zeit isst, desto weniger trinkt es aus der Brust. Nach einiger Zeit geht die Milchproduktion zu dieser Mahlzeit zurück. Irgendwann isst Ihr Baby Brei und trinkt etwas aus seinem Becher. Jetzt legen Sie es nach der Breimahlzeit nicht mehr an. Wahrscheinlich müssen Sie mit Ihrer Brust gar nichts machen. Eventuell spannt sie etwas mehr vor der nächsten Stillmahlzeit. Das Spannungsgefühl geht nach einigen Tagen zurück. So verfahren Sie bei der Einführung von allen Breien (z. B. vormittags, mittags, nachmittags und abends).

Wenn Ihr Kind soweit ist, dass es gar nicht mehr gestillt wird, können Symptome wie bei einem leichten Milcheinschuss auftreten, weil die Brust nicht mehr gegeben wird. Möglicherweise sind Ihre Brüste prall und druckempfindlich. Die Milch wird aus den Drüsen resorbiert, und die Brust wird weicher. Ziehen Sie einen gut sitzenden BH an und kühlen die Brüste alle eineinhalb bis drei Stunden, trinken keinen Stilltee mehr, sondern Salbeitee und streichen gegebenenfalls etwas Milch aus (siehe auch Seite 29f.).

Falls Schmerzen oder rote Stellen im Drüsenbereich entstehen und Ausstreichen nicht hilft, kann ein wenig Milch abgepumpt oder das Kind kurz angelegt werden. Bedenken Sie, dass Pumpen und Saugen die Produktion anregt. Meist geht die Spannung nach einigen Tagen von allein zurück. Beobachten Sie Ihre Brust in dieser Zeit gut.

Verwenden Sie frische Obst- und Gemüsesorten. Tiefkühlprodukte können ersatzweise genommen werden. Verwenden Sie aber keine Fertigprodukte wie z. B. Gemüseeintopf aus der Dose oder Konservenobst.

Grundrezepte für Breie

Gemüsebreie

Der allererste Brei (Monobrei)

Zutaten für 1 Portion

100 g eines Gemüses (z. B. Karotte, Pastinake, Kürbis, Kohlrabi, Blumenkohl, Brokkoli, Zucchini, Spinat, Erbsen, Fenchel, Mais, Süßkartoffel) • etwas Wasser (30 bis 50 ml, je nach Wassergehalt der Gemüsesorte) • 2 TL Rapsöl

Zubereitung

Gemüse waschen und wenn nötig schälen, in 1 Zentimeter große Scheiben oder Würfel schneiden. Gemüse und Wasser in einen Topf geben und das Gemüse bei schwacher Hitze und geschlossenem Deckel garen. Regelmäßig umrühren, damit nichts anbrennt. Im Bedarfsfall noch etwas Wasser dazugeben. Das Garen dauert zwischen 10 und 20 Minuten je nach Gemüsesorte. Alle Zutaten mit dem Pürierstab (auch das Wasser) pürieren. Den Brei durch ein Sieb streichen. Das Rapsöl dazugeben und gut verrühren.

Um nicht täglich eine kleine Portion des Gemüsebreis zubereiten zu müssen, empfehle ich, eine große Portion herzustellen und diese einzufrieren. Auf 1 Kilogramm Gemüse kommen dann 300 bis 500 Milliliter Wasser und 10 Esslöffel Rapsöl.

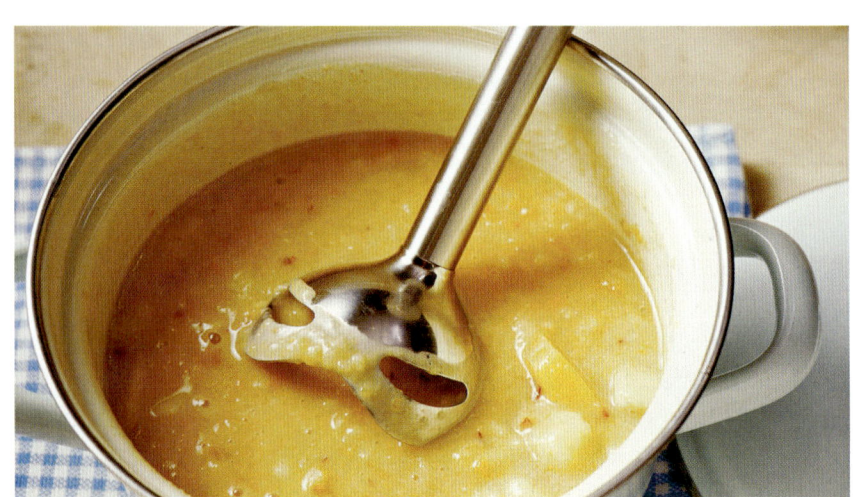

Gemüse-Kartoffel-Brei (Monobrei mit Kartoffeln)

Zutaten für 1 Portion

100 g eines Gemüses
(z. B. Karotte, Pastinake, Kürbis,
Kohlrabi, Blumenkohl, Brokkoli,
Zucchini, Spinat, Erbsen, Fenchel,
Mais, Süßkartoffel) • 40–60 g
Kartoffeln • 30–50 ml Wasser
• 2 TL Rapsöl • 4 EL Apfel-
oder Birnensaft oder 4 EL
gekochtes Apfel- oder Birnenmus
(Obstgläschen)

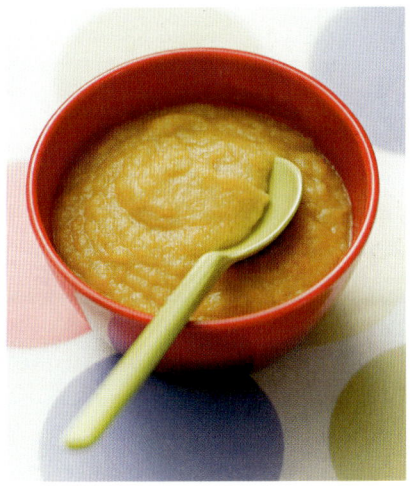

Leicht und schnell
gekocht – und sehr
lecker!

Zubereitung

Gemüse und Kartoffeln waschen und wenn nötig schälen und zusammen wie im Rezept für den Gemüsebrei beschrieben zubereiten. Nach dem Pürieren das Öl sowie Apfel- oder Birnensaft bzw. Apfel- oder Birnenmus hinzugeben. Auch hier ist es sinnvoll, eine größere Menge Brei herzustellen und einzufrieren.

Brei mit verschiedenen Gemüsen und Kartoffeln

Zutaten für 1 Portion

50 g eines Gemüses, z. B. Karotten • 50 g eines anderen Gemüses,
z. B. Pastinake • 40–60 g Kartoffeln • 30–50 ml Wasser
• 2 TL Rapsöl • 4 EL Apfel- oder Birnensaft oder 4 EL gekochtes
Apfel- oder Birnenmus (Obstgläschen) ⟩ 6 EL ≙ 40 ml

Zubereitung   8 TL Rapsöl ≙ 20 ml

Gemüse und Kartoffeln waschen, wenn nötig schälen und zusammen wie im Rezept für den Gemüsebrei beschrieben zubereiten. Nach dem Pürieren das Öl sowie Apfel- oder Birnensaft bzw. Apfel- oder Birnenmus hinzugeben. Nach einer Woche wird diesem Brei Fleisch beigemischt. Rühren Sie dazu 2-bis 3-mal wöchentlich 1 aufgetauten Fleischmuswürfel (ca. 25 Gramm) in den Brei. Einmal wöchentlich geben Sie Fischmus dazu. Beide Rezepte finden Sie auf der nächsten Seite.

Wenn Ihr Baby es schon stückig mag, können Kartoffeln im Brei z. B. durch Vollkornnudeln oder -reis ersetzt werden. Kochen Sie diese separat und ohne oder mit nur sehr wenig Salz. Ich empfehle Suppennudeln, da sie schön klein sind. 20 Gramm Getreidebrei können an vegetarischen Tagen ab und zu untergerührt werden. Getreidebrei eignet sich auch für Kinder, die Reis oder Nudeln nicht mögen.

Fleischmus

Dieses Fleischmus kochen Sie für etwa zwei Monate vor (500 Gramm Fleisch ergeben 20 Portionen à 25 Gramm/2 Esslöffel). Wenn Sie eine Küchenmaschine haben, können Sie mageres Fleisch am Stück kaufen. Besitzen Sie einen Pürierstab, empfehle ich, sich das Fleisch vom Metzger durch den Fleischwolf drehen zu lassen oder Schabefleisch zu kaufen.

Das Fleischmus frieren Sie in Eiswürfelbehältern ein und füllen die gefrorenen Würfel in gut schließende Boxen um. An den gewünschten Tagen entnehmen Sie die entsprechende Menge und tauen das Mus auf. Mischen Sie es in den Gemüse-Kartoffel-Brei und erwärmen Sie diesen.

Zutaten
500 g Rind-, Kalb- oder Lammfleisch • Wasser

Zubereitung von Mus aus einem Fleischstück

Fleisch abspülen und mit 250 Millilitern Wasser in einen Topf oder Schnellkochtopf geben. Den Topf schließen. Bei geringer Hitze ca. 30 bis 45 Minuten garen. Das Fleisch aus dem Garwasser nehmen und in 1 bis 2 Zentimeter große Würfel schneiden. Die Fleischwürfel mit etwas Garwasser in der Küchenmaschine fein pürieren. Ist das Mus noch zu fest, noch etwas Garwasser zufügen. Abkühlen lassen. In Eiswürfelbehältern einfrieren. 1 Portion entspricht ca. 2 gehäuften Esslöffeln.

Zubereitung von Mus aus Hack- oder Schabefleisch

Fleisch in einen Topf bröseln. 100 bis 200 Milliliter Wasser dazugeben. Den Topfdeckel schließen. Bei geringer Hitze unter regelmäßigem Umrühren 15 bis 20 Minuten garen. Fleisch und Garwasser mit dem Pürierstab pürieren. Abkühlen lassen. In Eiswürfelbehältern einfrieren. 1 Portion entspricht ca. 2 gehäuften Esslöffeln.

Fischmus

Fischmus kann wie Fleischmus hergestellt werden. Garen Sie das Fischfilet (also ohne Gräten) und pürieren Sie es fein. Als Fisch eignet sich besonders ein milder jodhaltiger Nordseelachs.

Obstbreie

Apfel-Birnen-Brei

Zutaten für 1 Portion

100 g Obst (Äpfel, Birnen) • 30 ml Wasser • 1 EL Sonnenblumen-
oder Maiskeimöl

Zubereitung

Obst waschen und schälen, in 1 Zentimeter große Würfel schneiden. Obst und Wasser in einen Topf geben. Deckel schließen und bei
geringer Hitze garen. Regelmäßig umrühren, damit nichts anbrennt.
Bei Bedarf etwas Wasser dazugeben. Das Garen dauert ca. 10 Minuten. Obst inklusive Garwasser mit dem Pürierstab pürieren oder
gleich durch ein Sieb streichen. Abkühlen lassen. Öl dazugeben und
gründlich verrühren.

Als erstes Obst eignen sich heimische Sorten wie säurearme Äpfel oder
Birnen besonders.

Gekaufte Obstgläschen enthalten immer gekochtes Obst. Wenn Äpfel
und Birnen gut vertragen wurden, sind andere Obstsorten wie Aprikosen, Bananen, Melonen, Heidelbeeren, Pfirsiche oder Nektarinen
ebenfalls geeignet; Zitrusfrüchte und tropische Obstsorten wie Mango,
Papaya oder Ananas sind wegen des hohen Säuregehalts nur in geringen Mengen empfehlenswert.

Ab dem siebten bis achten Lebensmonat können Kinder ungekochtes
püriertes oder gröber mit einer Gabel zerdrücktes Obst essen.

> Obstbreie werden nachmittags ab dem sechsten bis siebten Monat gefüttert und lassen sich wunderbar vorko-chen und einfrieren. Das Öl kann ab und zu durch Butter ersetzt werden. Als Zwischenmahlzeit darf man dem Obst ein bis zwei Esslöf-fel Joghurt beimen-gen. Verarbeitete Kuhmilchprodukte eignen sich gut, um die Verträglichkeit zu testen.

Getreide-Obst-Brei

Zutaten für 1 Portion

50–90 ml abgekochtes Wasser • 20 g Getreideflocken (z. B. Hafer,
Hirse, Reis, Buchweizen, Dinkel) • 100 g Obstbrei oder Gläschenobst
(Apfel, Birne, Aprikose, Banane, Melone, Nektarine, Pflaume, Pfirsich
etc.) • 1 EL Sonnenblumen- oder Maiskeimöl

Zubereitung

Abgekochtes Wasser in ein Schälchen geben. Etwas abkühlen lassen. Getreideflocken hinzufügen. Obstbrei bzw. Gläschenobst und Öl

dazugeben und alles gut verrühren. Diesen Getreide-Obst-Brei können Sie wunderbar vorbereiten und auch unterwegs füttern. Er ist sehr schnell zubereitet und eignet sich ab dem achten bis neunten Monat Ihres Kindes. Im Vergleich zu den Instantmilchbreien, von denen ich Ihnen abgeraten habe (siehe Seite 93), enthält dieser Brei nur Zutaten, die Sie selbst wählen, also keinen Zucker und keine Folgemilch. Milch hemmt nämlich die Aufnahme von Eisen aus dem Getreide.

Geben Sie immer erst das Wasser und dann das Getreide in das Schälchen; das verhindert Klümpchenbildungen. Nehmen Sie so viele Flocken, bis die Konsistenz so ist, wie es Ihr Kind mag. Werden gekochter Obstbrei und Gläschenobst gut von Ihrem Kind vertragen, können Sie eine zerdrückte Banane oder aber auch Aprikosen und andere Obstsorten in den Brei geben.

Milchbreie

Halbmilchbrei

Zutaten für 1 Portion

100 ml Wasser • 100 ml Milch (1,5 % Fett) • 20 g Getreideflocken (z. B. Hirse, Hafer, Maisgrieß, Weizen, Roggen) • 20 g Obstmus oder -saft • 1 EL Sonnenblumenöl

Zubereitung

Wasser und Milch in einen Topf geben und aufkochen. Abkühlen lassen. Getreideflocken, Obst und Öl unterrühren. Dieser Brei eignet sich ausschließlich zum Austesten der Kuhmilchverträglichkeit. Er sollte maximal sieben Tage gefüttert werden und ist kein Ersatz für den Milchbrei.

Vollmilchbrei

Zutaten und Zubereitung siehe Halbmilchbrei. Statt 100 Millilitern Wasser und 100 Millilitern Milch nehmen Sie jetzt 200 Milliliter Milch (1,5 % Fett). Kuhmilch ist im ersten Lebensjahr kein Ersatz für Muttermilch oder Säuglingsmilch, weil Kuhmilch sehr eiweißhaltig ist. Um einen Abendbrei herzustellen, sind 200 Milliliter Kuhmilch aber ab

Sie können ab dem zweiten Lebenshalbjahr Kuhmilch für den Abendbrei verwenden. Wenn Sie die kalorienreichere Vollmilch mit 3,8 % verwenden, kann es aber sein, dass Ihr Kind nicht so viel Brei schafft.

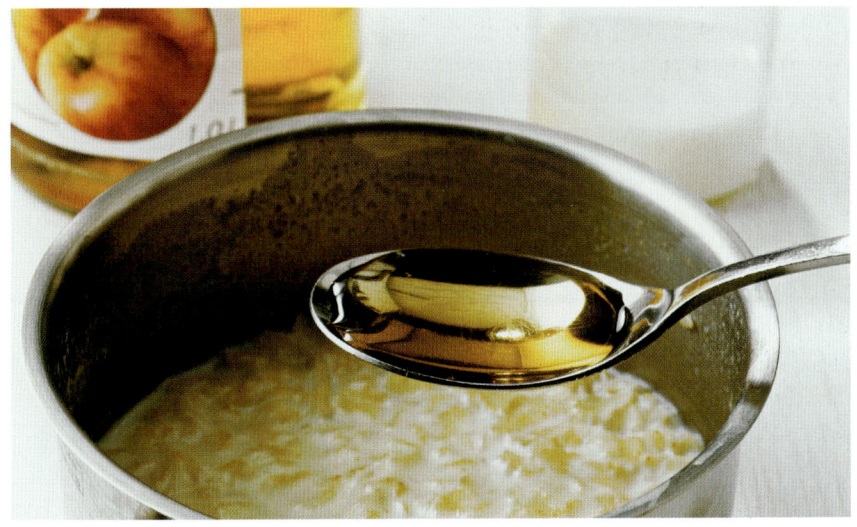

Bio is(s)t einfach besser. Verwenden Sie also nur solche Zutaten für Ihre Breie.

dem zweiten Lebenshalbjahr geeignet. Es wird empfohlen, Nahrungsmittel aus Kuhmilch im zweiten Lebenshalbjahr einzuführen, solange noch gestillt wird.

Muttermilchbrei

Zutaten für 1 Portion

200 ml Muttermilch • 25 – 30 g Getreideflocken

Zubereitung

Muttermilch auf maximal 40 °C erwärmen. Getreideflocken untermischen.

Milchbrei mit Säuglingsmilch oder Spezialnahrung

»HA«-Nahrung im Abendbrei zu füttern bringt keinen Vorteil in puncto Allergieprävention im zweiten Lebenshalbjahr.

Zutaten für 1 Portion

200 ml (»HA«-)Säuglingsmilch oder Spezialnahrung • 20 g Getreideflocken (z. B. Hafer, Weizen, Grieß oder glutenfrei: Hirse, Reis, Maisgrieß, Buchweizen) • 20 g Obstmus oder -saft • 1 EL Sonnenblumen- oder Maiskeimöl

Wegen des hohen Fettgehalts der Muttermilch wird das Getreide beim Muttermilchbrei schlechter gebunden. Der Brei verflüssigt sehr schnell. Bereiten Sie den Brei in zwei Teilportionen nacheinander zu.

Zubereitung

Milch vorbereiten (siehe Seite 70). Etwas abkühlen lassen. Getreideflocken, Obst und Öl unterrühren. Die Konsistenz des Breis können Sie
selbst bestimmen. Mag Ihr Baby lieber festeren Brei, fügen Sie mehr
Getreideflocken zu.

Milchfläschchen

Milchfläschchen eignen sich gut für Babys, die es gewöhnt sind, abends
ein Fläschchen oder die Brust zum Einschlafen zu erhalten. Auch Kinder, die abends zu müde sind, um noch etwas zu essen, bekommt man
mit dem Milchfläschchen satt.

Vielleicht essen Sie auch um 18 Uhr zu Abend, und Ihr Baby isst nicht
so viel oder geht erst um 20.30 Uhr zu Bett. Dann hat es sicherlich
noch einmal Hunger.

Füttern Sie das Fläschchen mit einem Breisauger. Sollte das Saugerloch
noch zu klein sein, erweitern Sie es vorsichtig mit einem kleinen Längs-
oder V-Schnitt.

> Für Kinder, die
> schon knabbern
> wollen, und als
> Übung zum Kauen
> eignen sich kleine
> Häppchen zwi-
> schendurch, z.B.
> Sesambrezeln,
> Obststückchen,
> Gemüsestückchen,
> Knäckebrot, ge-
> kochte Vollkornnu-
> deln und Brot.

Vollmilchfläschchen

Zutaten für 1 Portion

200 ml Milch (1,5 % Fett) • 5 g Getreideflocken (z. B. Hirse, Hafer,
Maisgrieß, Weizen, Roggen) • 1 EL Sonnenblumen- oder Maiskeimöl
• 20 g Obstsaft

Zubereitung

Milch in einen Topf geben und aufkochen. Abkühlen lassen. Getreideflocken, Saft und Öl unterrühren.

Muttermilchfläschchen

Zutaten für 1 Portion

200 ml Muttermilch • 10 g Getreideflocken

Zubereitung

Muttermilch auf maximal 40 °C erwärmen. Die Getreideflocken
untermischen.

Milchfläschchen mit Säuglingsmilch oder Spezialnahrung

Zutaten für 1 Portion

200 ml (»HA«-)Säuglingsmilch oder
Spezialnahrung • 5 g Getreideflocken
(z. B. Hafer, Weizen, Grieß oder glutenfrei:
Hirse, Reis, Maisgrieß, Buchweizen)
• 1 EL Sonnenblumen- oder Maiskeimöl
• 20 g Obstsaft

Zubereitung

Milch vorbereiten (siehe Seite 70). Etwas
abkühlen lassen. Getreideflocken, Saft und
Öl unterrühren.

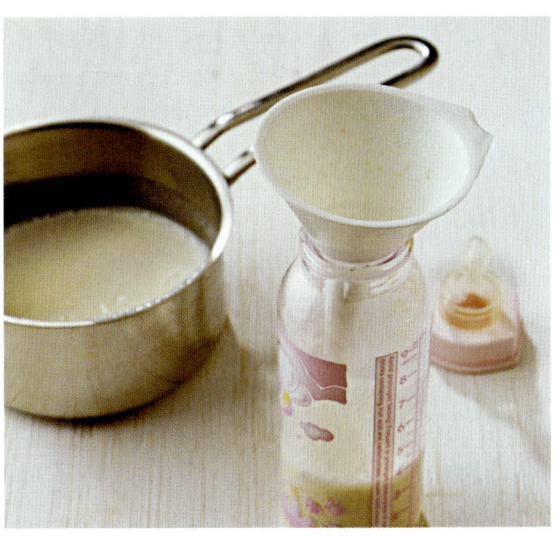

Schmelzflockenfläschchen

Statt der Getreideflocken können auch Schmelzflocken in die Milch
gerührt werden. Muttermilch eignet sich eher nicht, da die Milch sehr
warm sein muss, wenn die Flocken eingerührt werden, weil diese sonst
klumpen. Schmelzflocken sind glutenhaltig.

Zutaten für 1 Portion

200 ml Milch, (»HA«-)Säuglingsmilch oder Spezialnahrung
• 3 EL Schmelzflocken • 20 g Obstsaft • 1 EL Sonnenblumen-
oder Maiskeimöl

Zubereitung

Milch aufkochen oder Säuglingsmilch bzw. Spezialnahrung zubereiten
(siehe Seite 70). Mit einem Schneebesen die Schmelzflocken in die noch
heiße Milch rühren. Nicht aufkochen. Etwas abkühlen lassen. Dann den
Obstsaft und das Öl untermischen.

Babys, die abends
zu aufgedreht sind,
um noch etwas Fes-
tes zu essen, mögen
ein Fläschchen zur
Nacht.

Es ist natürlich möglich, Milchbreie und -fläschchen mit Mandelmilch,
Reisdrink, Sojareismilch oder Sojadrink herzustellen. Aber es hat keinen allergievorbeugenden Nutzen und ist bezogen auf die Inhaltsstoffe
nicht so empfehlenswert wie Milch. Ich würde dazu nur raten, wenn Sie
außerdem noch stillen oder Säuglingsmilch füttern.

Gesunde Knabbersticks

Zutaten für 30 Sticks

250 g Mehl nach Wahl • 25 g Hefe • ½ TL Salz • 100 ml warmes Wasser • 3 EL Olivenöl

Zubereitung

Alle Zutaten in eine Schüssel geben und zu einem glatten Teig verkneten, der sich leicht vom Schüsselrand löst. Zum Gehenlassen des Teiges die Schüssel mit dem Teig in eine Plastiktüte packen und für etwa 45 Minuten an einen warmen Ort stellen. Teig auf einer leicht bemehlten Arbeitsfläche etwa 1 Zentimeter dick ausrollen und in 0,5 Zentimeter dicke Streifen schneiden. Diese zu langen Stangen (oder Brezeln) rollen. Die Sticks auf ein gefettetes oder mit Backpapier ausgelegtes Backblech geben. Den Ofen auf 200 °C (Umluft 180 °C, Gas Stufe 3−4) vorheizen. Die Stangen auf der oberen Schiene in etwa 15 Minuten goldgelb backen.

Schweizer Rüblitorte

Zutaten

4 Eier • eventuell Süßungsmittel, z. B. 100 g Zucker oder 65 g Agavendicksaft • 1 Messerspitze Muskatnusspulver • 1 Messerspitze Nelkenpulver • 1 TL Zimtpulver • 300 g gemahlene Mandeln • 300 g geraspelte Karotten • eventuell 100 g Puderzucker für die Glasur

Zubereitung

Die Eier trennen und das Eiweiß steif schlagen. Das Eigelb nach Belieben mit Süßungsmittel (Zucker, Agavendicksaft) sowie mit etwas Muskatnuss, Nelkenpulver und Zimt verfeinern. Mandeln und Karotten dazugeben und alles gründlich mischen. Die Masse unter das Eiweiß heben. Den Teig in eine mit Backpapier ausgelegte Form geben und im Ofen bei 170 °C (Umluft 150 °C, Gas Stufe 2) auf der mittleren Schiene in 30 bis 40 Minuten backen.

Wenn gewünscht, eine Puderzuckerglasur machen: Puderzucker mit einigen Löffeln Wasser glatt rühren und auf dem erkalteten Kuchen gleichmäßig verteilen.

Die Schweizer Rüblitorte entsteht ohne Zugabe von Mehl, Milchprodukten und Fett. In ihr sind Mandeln und Ei enthalten. Sie ist sehr leicht zu backen. Die Torte wird übrigens saftiger, wenn sie vor dem Genuss einen Tag lang steht.

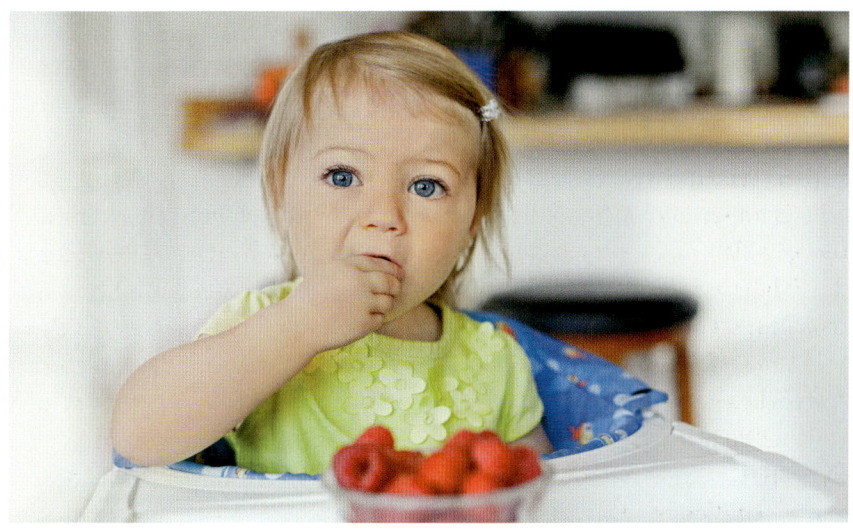

Himbeeren sind ein gesunder und leckerer Snack. Die meisten Kinder vertragen sie gut.

Fette und Öle

Im ersten Lebenshalbjahr wird der Bedarf an Fettsäuren über die Milch gedeckt. Mit Beginn der Breieinführung nimmt der Anteil an Fett in der Ernährung ab, und es ist erforderlich, hochwertige Öle mit der Nahrung aufzunehmen. Fettsäuren liefern Energie und Baustoffe für Membranen und Zellen. Die Verarbeitung von Ölen mit ungesättigten Fettsäuren ist günstiger. Ölsäure liefert Energie; Linolsäure (Omega-6-Fettsäure) und Alpha-Linolensäure (Omega-3-Fettsäure) sind wichtig für bestimmte Gewebshormone. Diese sind essenzielle Fettsäuren, können vom Körper nicht selbst hergestellt und müssen mit der Nahrung aufgenommen werden. Rapsöl enthält besonders viele mehrfach ungesättigte Fettsäuren und ist deshalb zu bevorzugen. Im ersten Lebensjahr sollten nur raffinierte Öle verwendet werden, da kalt gepresste Öle Verunreinigungen enthalten können. Sie sind nicht für die Babyernährung geeignet. Sonnenblumen-, Weizenkeim-, Maiskeim-, Distel- und Olivenöl sind auch empfehlenswert, während Margarine und Schmalz nicht geeignet sind.

Außerdem sind Fette sehr wichtig, um fettlösliche Vitamine aufnehmen zu können. So beispielsweise das Vitamin A, welches in Karotten und anderem Gemüse enthalten ist. In Mutter- und Säuglingsmilch ist ausreichend Linolsäure vorhanden, in Kuhmilch dagegen lediglich in recht geringen Mengen. Deshalb ist es sehr wichtig, bei der Herstellung einer Halbmilch (also halb Kuhmilch, halb Wasser) Öl hinzuzufügen, weil die Kuhmilch hier zusätzlich verdünnt ist. Obst-, Obst-Getreide- und Gemüsegläschen enthalten kein, zu wenig oder sogar minderwertiges Öl. Ich rate Ihnen deshalb, pro 200 Gramm Gemüsebrei einen Esslöffel Rapsöl in das Gläschen zu geben. Ist bereits Öl enthalten, geben Sie einen Teelöffel pro 200 Gramm Brei dazu.

Vegetarische Ernährung von Babys

Es gibt drei Formen vegetarischer Ernährung:
- Laktovegetarier essen kein Fleisch, Fisch und Eier, nehmen aber Milchprodukte zu sich.
- Ovo-Lakto-Vegetarier essen kein Fleisch und Fisch, nehmen aber Eier- und Milchprodukte zu sich.
- Veganer verspeisen gar keine tierischen Produkte; neben Fleisch, Fisch, Eiern und Milch essen sie auch keinen Honig.

Die vegane Ernährungsform ist für Kinder gefährlich und daher vollkommen ungeeignet!

Möchten Sie Ihr Kind vegetarisch ernähren, ist auf eine besonders sorgfältige Auswahl der Speisen zu achten. Vollwertküche ist ein Muss! Damit Ihr Kind möglichst viel Eisen aufnehmen kann, reichern Sie Getreideprodukte immer mit Vitamin C an. Hirse enthält von allen Getreidesorten das meiste Eisen.
Einem Gemüse-Kartoffel-Brei geben Sie Getreide und Obst zu. Geben Sie auf keinen Fall Milch in diesen Brei, da dies die Verfügbarkeit des Eisens vermindert.

Die Verfügbarkeit des Eisens aus Pflanzen beträgt 2 bis 5 %, beim Fleisch bis zu 20 %. Es ist leichter, kleine Mengen Fleisch zu essen und so den Bedarf zu decken, denn Gemüse und Getreide liefern nicht so viel Eisen. Um ab dem zweiten Lebensjahr die Jodzufuhr zu gewährleisten, sollten die Speisen, die Salz enthalten, mit Jodsalz hergestellt werden. Die Proteinversorgung Ihres Kindes können Sie dadurch gewährleisten, dass Sie proteinreiche Lebensmittel kombinieren, z. B. Kartoffeln mit Eiern, Mais bzw. Hülsenfrüchten oder Getreide mit Milch. Wenn Sie nicht selbst kochen, sondern Gläschen kaufen, sollten Sie die Zutatenliste studieren und Milch in Gemüse- und Getreidebreien meiden. Fehlt Vitamin C, geben Sie Obstsaft oder -mus dazu. Ich kann Ihnen nicht ruhigen Gewissens empfehlen, Ihr Kind völlig fleisch- und fischfrei zu ernähren. Kinder mit B-Mangelerscheinungen haben enorme Entwicklungsdefizite. Fisch dient der Jodversorgung. Deutschland zählt zu den Jodmangelgebieten. Füttern Sie eventuell eine Folgemilch im zweiten Lebenshalbjahr. Sie enthält mehr Eisen und Kalzium.

Bei vegetarisch ernährten Babys und Kindern ist sehr genau auf ausgewogene, vollwertige Küche zu achten. Es ist zu überlegen, dem Kind als begleitende Milch zur Beikost eine Folgemilch zu füttern, da diese mehr Kalzium und Eisen enthält. Die Trinkmenge muss dabei eingehalten werden, weil Folgemilchen mehr Kalorien enthalten.

Vegetarischer Getreide-Gemüse-Kartoffel-Brei

Zutaten für 1 Portion

100 g Gemüse • 50 g Kartoffeln • 20 – 50 ml Wasser zum Garen (je nach Wassergehalt des Gemüses) • 4 EL Obstsaft • 2 EL abgekochtes Wasser für die Getreideflocken • 2 TL Rapsöl • 20 g Hirseflocken

Zubereitung

Gemüse und Kartoffeln waschen, putzen, schälen und klein schneiden, in einen Topf geben. Wasser hinzufügen und mit geschlossenem Deckel bei geringer Hitze garen. Ab und zu umrühren. Das gare Gemüse mit dem Garwasser pürieren (ab dem achten Lebensmonat eventuell nur zerdrücken). Obstsaft, abgekochtes Wasser und Öl mit den Getreideflocken vermischen und unterheben.

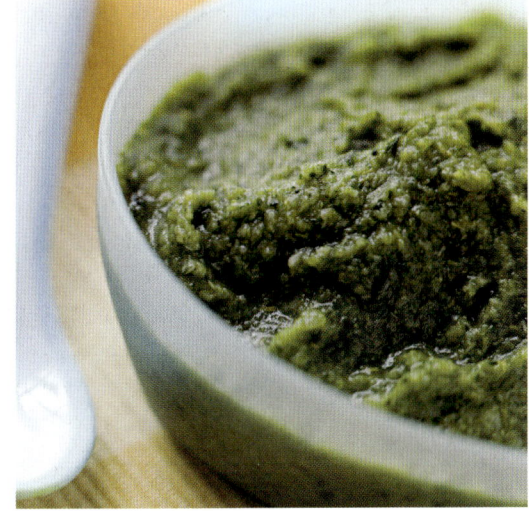

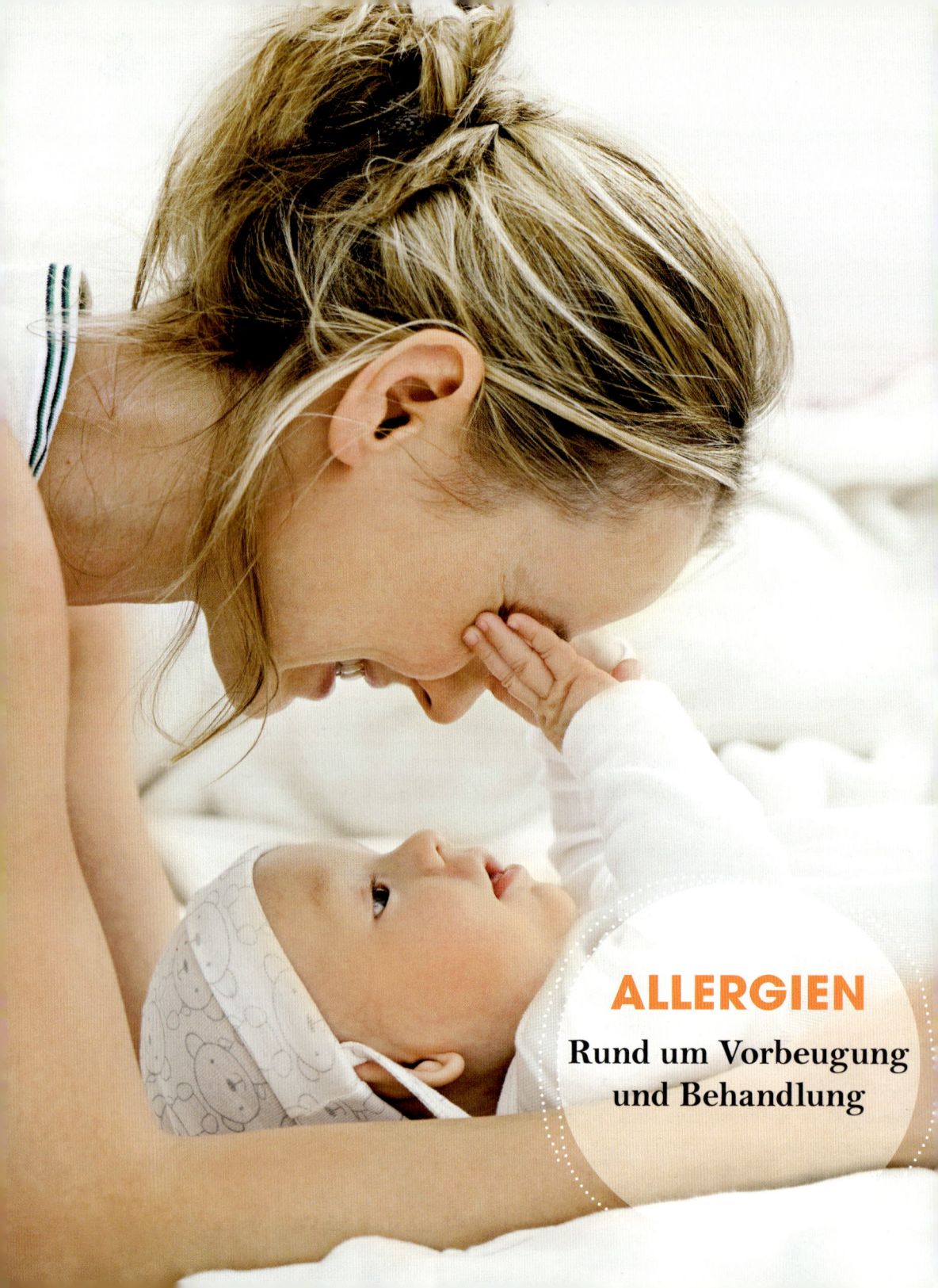

ALLERGIEN

Rund um Vorbeugung und Behandlung

Wenn der Körper überreagiert

Allergische Erkrankungen nehmen zu und entwickeln sich immer mehr zu einem bedeutenden Thema in der Gesundheitsmedizin. Noch immer besteht erheblicher Forschungsbedarf, jedoch steht fest, dass es eine genetische Disposition (geerbte Veranlagung) für das Auftreten von Allergien gibt.

Atopische Erkrankungen wie Neurodermitis, Asthma, Heuschnupfen und Nahrungsmittelallergien zählen zu den am meisten verbreiteten.

Was ist eine Allergie?

Unter einer Allergie versteht man eine Überempfindlichkeitsreaktion des Körpers gegen Stoffe aus der Umwelt (Allergene). Es kommt zu einer Abwehrreaktion des Körpers, bei der vermehrt Immunglobuline ausgeschüttet werden. Diese lagern sich an Zelloberflächen ab und sensibilisieren diese. Bei erneutem Kontakt mit dem Allergen setzen die sensibilisierten Zellen Mediatoren frei, die schließlich die Symptome der Allergie hervorrufen. Dabei handelt es sich meist um atopische Erkrankungen. Zu ihnen zählen die Neurodermitis (atopische Dermatitis), das allergische Asthma bronchiale, Heuschnupfen (allergische Rhinitis) und Nahrungsmittelallergien.

Woran erkennt man eine Allergie?

Eine allergische Reaktion kann sich unmittelbar nach dem Kontakt des Körpers mit einem Allergen bemerkbar machen, aber auch erst bis zu 48 Stunden später. Neurodermitis äußert sich durch trockene, juckende Hautausschläge, die bei Babys vor allem an den Wangen, der Stirn, der Brust und den Armen auftreten. Entsteht auf dem Kopf und der Stirn Ihres Babys besonders viel Milchschorf, kann dies ein Hinweis auf sehr empfindliche Haut sein. Bei älteren Kindern sind vor allem die Körperregionen der Arm- und Beinbeugen betroffen.

Leicht raue Stellen, die nach dem Baden rot sind, deuten nicht gleich auf Neurodermitis hin. Eventuell ist die trockene Heizungsluft oder das Einölen der Haut der Grund. Cremen Sie Ihr Kind nach dem wöchentlichen Bad mit einer Babylotion ein. Hängen Sie Ihre Wäsche zum Trocknen ins Schlafzimmer, fetten Sie die rauen Stellen mit einer Lanolin- oder Panthenolcreme ein und beobachten Sie die Haut.

Menschen, die unter allergischem Asthma leiden, haben starke Atemnot mit und ohne körperliche Belastung und bei Hausstaubkontakt sowie vermehrte Hustenanfälle.

Heuschnupfen kann eine ganzjährige Erkrankung wegen Hausstaub oder Tierhaaren sein. Saisonbedingt treten Reaktionen durch Pollen auf. Eine laufende Nase und juckende Augen sind die Symptome.

Nahrungsmittelallergien äußern sich durch Erbrechen, Bauchschmerzen, Blähungen und Durchfall. Sie können durch äußere Einflüsse hervorgerufen werden, aber auch innere, körpereigene Ursachen haben. Das auslösende Nahrungsmittel muss aus dem Kostplan gestrichen werden.

Stoffwechselerkrankungen werden bei allen Neugeborenen mit dem Stoffwechselscreening getestet. Das Screening wird 36 bis 72 Stunden nach der Geburt, meist zur U2, durchgeführt. Dem Neugeborenen wird Blut aus der Ferse entnommen und im Labor untersucht. Bei auffälligen Befunden (aber auch, wenn nicht genügend Blut im Labor eingereicht wurde – machen Sie sich nicht gleich verrückt) erhalten Eltern einen Brief des Labors mit der Aufforderung, sich beim Kinderarzt vorzustellen. Suchen Sie ihn möglichst rasch auf, da der Therapieerfolg umso größer ist, je früher mit der erforderlichen Diät begonnen wird.

Etwa jedes dritte Kind kommt heute mit einem erhöhten Allergierisiko zur Welt.

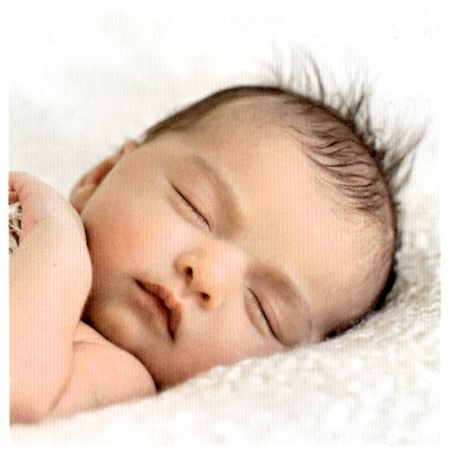

Welches Baby ist allergiegefährdet?

In der Schwangerschaft wurde das Kind durch die Mutter geschützt, weil es im sterilen Fruchtwasser nicht mit Keimen in Kontakt kam. Nach der Geburt wird der Körper mit lebenswichtigen gesunden

Bakterien besiedelt. Ein ausgesprochen wichtiges Bakterium ist das Bifidumbakterium, das sich im Darm ansiedelt. Muttermilch sorgt für den raschen Aufbau einer bifidusdominanten Darmflora.

Die Wahrscheinlichkeit, dass ein Baby eine Allergie entwickelt, hängt davon ab, ob seine Eltern und Geschwister Atopiker sind. Das Risiko steigt, je mehr Familienmitglieder erkrankt sind. Ist kein Elternteil allergisch, so beträgt das Risiko 0 bis 15 %. Ist ein Elternteil allergisch, liegt das Risiko bei 25 bis 40 %. Sind beide Eltern betroffen, steigt es auf 40 bis 60 %. Haben beide Elternteile die gleiche Allergie, ist das Kind zu 80 % gefährdet. Ist ein Geschwisterkind erkrankt, liegt das Risiko bei ca. 25 %. Kurz: Je mehr atopische Allergien in der Familie, desto höher das Allergierisiko für das Baby. Kein erhöhtes Allergierisiko besteht bei Kontaktallergien, z. B. Nickel, Insektengift, Sonnenallergie, Histaminintoleranz, Arzneimittelunverträglichkeit, Zöliakie und Fruktoseunverträglichkeit.

> Nicht jeder Durchfall, Husten, Nieser oder Schnupfen sowie eine rote raue Stelle, Pickelchen oder Milchschorf sind gleich eine allergische Reaktion. Erst wenn diese Symptome häufiger auftreten, ist es ratsam, den Kinderarzt aufzusuchen.

Welche Stoffe können eine Allergie auslösen?

Verschiedenste Stoffe können eine Allergie auslösen. Sie entwickelt sich gehäuft bei Reaktionen auf Schimmelpilzsporen, Hausstaub (Kot der Staub- und Mehlmilbe), Tierhaare (vor allem Katzenhaare und Hautschuppen), Pollen sowie Schadstoffe. Weitere Allergene sind bei Nahrungsmittelunverträglichkeiten zu finden. Zu ihnen gehören vor allem Reaktionen auf Hühnereiweiß, Fisch, Zitrusfrüchte, Sellerie, Tomaten, Nüsse, Soja und Schokolade. Dazu kommen angeborene Stoffwechselstörungen.

Bleibt eine Allergie ein Leben lang?

Bei bestimmten Stoffwechselerkrankungen wie der Galaktosämie, der Phenylketonurie (PKU) sowie Ahornsiruperkrankung ist eine lebenslange Diät erforderlich. Laktoseunverträglichkeiten bessern sich oft oder gehen sogar vollständig zurück, je älter das Kind wird. Babys kommen mit einem unvollständig ausgebildeten Immunsystem zur

Welt. Es reift bis zum dritten Geburtstag. Deshalb ist es möglich, dass allergische Reaktionen wieder verschwinden. Im Lauf der Zeit ist der Körper in der Lage, eine Toleranz gegenüber Allergenen zu entwickeln. Der Körper lernt, sich mit den eigentlich harmlosen Stoffen (Tierhaare, Pollen, Nahrungsmittel etc.) aus der Umwelt auseinanderzusetzen und schädliche Viren und Bakterien zu bekämpfen.

> Katzenhaare können Allergien auslösen. Schaffen Sie sich in der Schwangerschaft keine neuen felltragenden Tiere an.

Allergieprophylaxe

Darunter versteht man Vorbeugungsmaßnahmen, um eine Allergie im besten Fall nicht entstehen zu lassen oder den Ausbruch der Erkrankung so lange wie möglich zu verzögern. Eine Garantie, dass Ihr Baby nicht erkranken wird, kann man trotz Allergieprophylaxe leider nicht geben.

Die AWMF-Leitlinien zur Allergieprophylaxe haben sich 2009 grundlegend geändert. Es ist nicht mehr als sinnvoll anzusehen, Allergene zu meiden, sondern dem Körper die Möglichkeit zu geben, sich mit unbekannten Stoffen auseinanderzusetzen und eine Toleranz bzw. Verträglichkeit zu entwickeln.

Die AWMF-Leitlinien zur Allergieprävention als PDF-Download finden Sie im Internet unter www.awmf.org/leitlinien/detail/II/061-016.html.

> Je mehr Allergien die Eltern haben, desto wichtiger sind auch die vorbeugenden Maßnahmen.

Mitglieder der AWMF (Arbeitsgemeinschaft der Wissenschaftlichen Medizinischen Fachgesellschaften e. V.) sind die Deutsche Gesellschaft für Allergologie und klinische Immunologie (DGAKI), der Ärzteverband der Allergologen (ÄDA), die Deutsche Gesellschaft für Kinder und Jugendmedizin (DGKJ), die Deutsche Gesellschaft für Dermatologie (DGD) und die Gesellschaft für Pädiatrische Allergologie und Umweltmedizin.

Weitere relevante Fachorganisationen sind: DGE, FKE, NSK, BfR, WHO, EFSA, BVF, DGGG, DGZMK, DHV, Berufsverband der Laktationsberaterinnen u. a.

In der Schwangerschaft und Stillzeit

In der Schwangerschaft und Stillzeit ist eine ausgewogene, abwechslungsreiche Ernährung sehr wichtig. Dazu zählt auch der Verzehr von Fisch. Zwei Mal pro Woche wird der Verzehr von Hering, Makrele, Lachs oder Sardine empfohlen. Ernähren Sie sich vollwertig und kochen Sie möglichst selbst. Die Vermeidung von Allergenen wie z. B. in Eiern, Tomaten, Zitrusfrüchten, Nüssen, Erdbeeren, Zucker und Kuhmilch ist nicht sinnvoll. Studien belegen, dass der abwechslungsreiche Verzehr von Lebensmitteln einen vorbeugenden Effekt auf die Toleranzentwicklung hat. Das Baby erhält sehr geringe Mengen allergene Stoffe über die mütterliche Ernährung und kann sich mit ihnen auseinandersetzen. Rauchen Sie nicht und vermeiden Sie Schadstoffe in der Atemluft, z. B. Zigarettenqualm, chemische Putzmittel, Lacke, Farben, Duftstoffe (Parfüm), Abgase und Pilzsporen.
Wichtig: Viermonatiges Stillen senkt das Allergierisiko um 50 %.
40 Gramm Säuglingsnahrung mit intaktem Eiweiß, d. h. normale »Pre«-Milch, enthalten so viel Beta-Immunglobulin wie 40 000 Liter Muttermilch. Deshalb ist es auch so wichtig, »HA«-Milch zu füttern!

In Wohnräumen

Schaffen Sie ein gutes Raumklima. Benutzen Sie keine Raumsprays. Lüften Sie regelmäßig. In der Wohnung darf nicht geraucht werden, weil Passivrauchen Allergien hervorruft. Zum Streichen des Kinderzimmers verwenden Sie bitte lösungsmittelfreie Farben. Die Wohnung muss frei von Schimmel sein. Wählen Sie lieber gut zu reinigende Fußböden und Möbel, wie z. B. abwischbare Bodenbeläge, geschlossene Schränke, wenig Staubfänger. Stellen Sie keine Zimmerpflanzen in Kinder- oder Schlafzimmer. Haustiere wie Vögel, Katzen und Hunde sollen aus der Kinderstube ferngehalten und eventuelle Haare regelmäßig weggesaugt werden.
Kinderzimmermöbel dürfen keine Schadstoffausdünstungen aus Holzlacken, Matratzen oder Bettdecken haben. Erwägen Sie den Kauf eines

> In der Behandlung von Allergien ist die Homöopathie auf dem Vormarsch. Hier werden die Ursachen behandelt – und nicht nur die Symptome.

milbendichten Matratzenüberzugs. Waschen Sie alle Kleidungsstücke vor dem ersten Gebrauch. Abnehmbare Bezüge von Autositzen und Kinderwagen sowie Nestchen und Betthimmel empfehle ich ebenfalls in die Waschmaschine zu stecken. Seien Sie sparsam mit dem Waschmittel, damit immer alle Seifenreste ausgewaschen sind, und verwenden Sie keine Weichspüler.

Welche Pflegemittel für das Baby?

Hier gilt: Weniger ist oft mehr. Verzichten Sie weitestgehend auf den Einsatz von Kosmetika. Verwenden Sie Klopapier, einen Waschlappen und warmes Wasser, um den Po zu reinigen, und keine Feucht- oder Öltücher. Wegwerfwindeln müssen parfümfrei sein. Lassen Sie die Haut immer gut lufttrocknen. Kaufen Sie keine Cremes, die Parfüm, Duft, Farbstoffe- oder Nussöle enthalten. Wählen Sie lieber sanfte Pflegemittel, die für Neurodermitikerhaut geeignet sind.
Baden Sie Ihr Kind nur ein bis zwei Mal pro Woche und selten mit Zusätzen. Cremen Sie Ihr Baby nach dem Baden und dem möglichen Babyschwimmen mit einer Babylotion ein. Ziehen Sie ihm Baumwollkleidung an, keine synthetischen Materialien. Lassen Sie keine Ohrlöcher stechen, da Ohrringe eine Nickelallergie hervorrufen können. Kleinkinder sollten keinen Modeschmuck und kein Kinderparfüm erhalten.

Nicht in Watte packen!

Impfungen: Auch allergiegefährdete Kinder sollen nach Empfehlung der Ständigen Impfkommission (STIKO) geimpft werden.

Für die Entwicklung des kindlichen Immunsystems ist es durchaus förderlich, mit Keimen in Kontakt zu kommen. Gehen Sie mit Ihrem Baby ruhig ganz normal einkaufen und Freunde besuchen. Holen Sie Ihr großes Kind zusammen mit dem Baby aus dem Kindergarten oder der Schule ab. Spielen mit anderen Kindern, auch wenn diese verschnupft sind, dreckige Finger in den Mund stecken und mit Sand und Erde matschen, stärkt das Immunsystem. Auch der Urlaub auf dem Bauernhof ist erlaubt. Eine normale Hygiene ist ausreichend. Alles zu desinfizieren, wäre übertrieben.

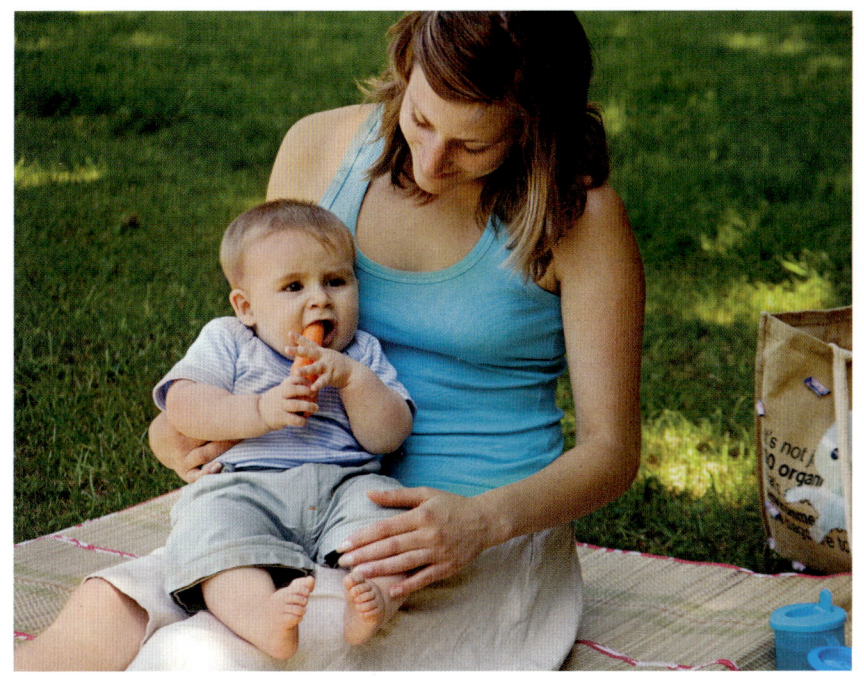

Bitte beachten Sie: Das Allergierisiko des Kindes steigt, wenn vor dem fünften Lebensmonat feste Nahrung gegeben wird.

Stillen

Stillen ist die natürliche Ernährungsform für Säuglinge und deshalb die beste Allergieprophylaxe. Die in der Muttermilch enthaltenen Stoffe sind menschlich und werden deshalb vom Körper nicht als Fremd-allergen verstanden. Das betrifft vor allem die Eiweiße. Beim Schutz vor Infekten kommt keine Milch an Frauenmilch heran (siehe Seite 16ff.). Aus diesem Grund wird empfohlen, möglichst sechs Monate (mindestens aber vier volle Monate) ausschließlich zu stillen. Es sollte nicht vor dem fünften Lebensmonat mit der Beikost begonnen werden, da das Risiko, an Zöliakie oder Typ-1-Diabetes zu erkranken, steigt. Deutlich nach dem siebten Lebensmonat dazuzufüttern, ist ebenfalls nicht empfehlenswert. In der Muttermilch sind Bifiduskulturen vor-handen. Wird gestillt, besiedelt sich der kindliche Darm schneller mit den Bakterien. Sie unterstützen die Gesundheit und stimulieren das

Immunsystem. Nach Kaiserschnitt- oder Frühgeburt, Antibiotikathera-
pie, nach Pilzbefall und bei nicht gestillten Kindern sind weniger Bakterien vorhanden. Das Allergierisiko ist dann größer.

Normalerweise wird Muttermilch optimal vertragen und ist immer
gleich gut zusammengesetzt. Es ist normal, dass z. B. Kuhmilcheiweiß-
moleküle in die Muttermilch gelangen. Geringe Mengen fördern die
Toleranz gegenüber Kuhmilch und wirken so präventiv.

Treten bei Ihrem Kind Symptome wie Blähungen und schaumig sprit-
zender Stuhlgang auf, nachdem Sie bestimmte Lebensmittel, z. B. Kuhmilchprodukte, gegessen haben, nehmen sie diese nicht bzw. etwas seltener zu sich. Erkundigen Sie sich nach Ernährungsalternativen, damit
es nicht zu Mangelerscheinungen bei Ihnen kommt. Obst und Gemüse
rufen übrigens deutlich seltener Reaktionen hervor als tierische Lebensmittel und Zucker.

> Nur wenn bei einem gestillten Kind allergische Reaktionen auftreten, nachdem die Mutter bestimmte Lebensmittel gegessen hat, ist es manchmal nötig, den Verzehr zu reduzieren oder darauf zu verzichten.

Ersatzmilch

Babys, die nicht gestillt werden, sollten mit einer industriell hergestellten Säuglingsmilch ernährt werden. Diese sichert die Nährstoff-
und Kalziumzufuhr des Kindes. Verwenden Sie ausschließlich Nahrungen, die von der ESPGAN (Europäische Gesellschaft für Pädiatrische
Gastroenterologie und Ernährung) oder dem FKE (Forschungsinstitut für Kinderernährung Dortmund) empfohlen werden. Das
sind »HA«-Milchen.

Überlegen Sie, ob es für Sie vorstellbar wäre, nach der Geburt einmal
anzulegen, um Ihrem Baby die abwehrstoffreiche Vormilch zu geben.
Abpumpen ist auch möglich. Abstillen können Sie danach noch immer.
Sprechen Sie vor der Geburt an, dass ein Allergierisiko vorhanden ist.
Informieren Sie die Klinik, welche die von Ihnen gewählte »HA«-Milch
ist. Allergieprävention beginnt mit dem ersten Schlückchen Ersatzmilch. Für allergiegefährdete Kinder gibt es hypoallergene Säuglingsmilchen (»HA«-Nahrungen) zu kaufen. Es wird in Säuglingsanfangsmilch (»HA-Pre« und »HA-1«) und in Folgemilch (»HA-2« und
»HA-3«) unterteilt (siehe Seite 63ff.).

Im ersten Lebenshalbjahr empfehle ich, ausschließlich hypoallergene Säuglingsanfangsmilch zu füttern und auch nach dem ersten Geburtstag möglichst auf Folgemilch zu verzichten, weil diese oft gezuckert ist. Im zweiten Lebenshalbjahr kann frische Kuhmilch im Abendbrei gefüttert und theoretisch auf normale »Pre«-Milch umgestellt werden. Ich würde aber eher bei der »HA«-Milch bleiben, die Ihr Kind bisher gut vertragen hat.

Wichtig: Füttern Sie mindestens volle vier Monate die »HA«-/ »Sensitiv«-/»Comfort«-Milch – besser noch bis die Beikost aufgebaut ist, weil »HA«-Milch einen weicheren Stuhl macht. Auch »Blähkinder« reagieren positiv auf »HA«-Milch, da die Darmschleimhaut nicht durch intaktes Eiweiß gereizt wird.

Industriell hergestellte »HA«-Milch ist meist auf der Basis von Kuhmilch, manchmal auch Ziegenmilch hergestellt. Die tierischen Eiweiße werden durch Hydrolyse aufgespalten und sind dann so zerkleinert, dass sie vom Körper nicht mehr als Allergen erkannt werden sollten. In den meisten Fällen gelingt das.

Liegt eine sehr schwere Allergie vor, darf auch keine »HA«-Milch gefüttert werden. Der Kinderarzt verordnet dann eine Spezialnahrung, bei der die Eiweiße noch kleiner geteilt sind. Milchfreie Spezialnahrungen werden ärztlich verordnet und nur bei erkrankten Kindern angewandt. Handelt es sich um eine Kuhmilchallergie, gibt man eine Sojasäuglingsmilchnahrung (siehe Seite 67). Achtung: Heilnahrungen enthalten oft ungespaltenes Eiweiß und sind keine »HA«-Nahrungen. Liegt keine bekannte Kuhmilchallergie vor, füttern Sie keine Sojamilch, sondern »HA«-Milch. Das Allergierisiko wird nicht gesenkt, wenn Sie prophylaktisch Sojamilchnahrungen füttern.

Weil Muttermilch einen so guten Allergieschutz bietet, versucht man, Säuglingsmilchen der Muttermilch anzupassen. Allerdings ist Muttermilch mit ihren ca. 200 verschiedenen HMO (Humane Milcholigosaccharide) so komplex, dass sie nicht miteinander verglichen werden können. Es werden inzwischen vielen Nahrungen Prebiotika und Probiotika beigemischt. Prebiotika sind kurzkettige Zucker, die auch in der Muttermilch enthalten sind. Probiotika sind lebende

Bei Flaschenkindern sollte die Beikost, wie auch bei gestillten Kindern, nach ca. vier bis sechs Monaten eingeführt werden; nicht vor dem fünften und nicht deutlich nach dem siebten Lebensmonat.

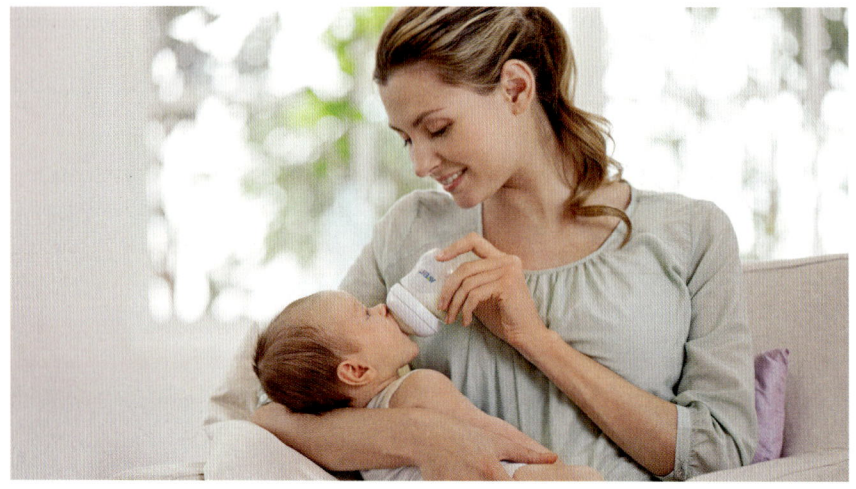

Allergiegefährdete Flaschenkinder sollten ausschließlich hypoallergene Säuglingsanfangs- bzw. Folgemilch bekommen.

Milchsäurekulturen, die in der gesunden Darmflora vorkommen (siehe Seite 65f.). Auf der Säuglingsmilch steht in der Rezeptur GOS/FOS. Ob Pre- und Probiotika tatsächlich helfen, Allergien zu verhindern, wird noch erforscht. Eine abschließende Meinung haben die Fachgremien nicht gegeben. Wichtig sind neben der Förderung der Bifidusbakterienkulturen die Omega-3- und -6-Säuren.

Beikosteinführung bei Allergiegefahr

Generell gilt: keine Diät in Schwangerschaft und Stillzeit. Vielmehr sollten Sie sich abwechslungsreich und ausgewogen ernähren.

Sie haben Ihr Kind vier bis sechs Monate ausschließlich gestillt oder/und mit Säuglingsanfangsmilch ernährt. Jetzt soll der erste Brei eingeführt werden. Für allergiegefährdete Babys gilt: Der Breiplan entspricht dem normalen. Es wird nicht mehr empfohlen, im ersten Lebensjahr bestimmte allergene Nahrungsmittel zu meiden. Studien zeigen, dass eine solche Diät keinen allergievorbeugenden Effekt hat. Es ist sinnvoll, neue Nahrungsmittel einzuführen, solange noch gestillt wird. Das gilt auch für Weizen (Gluten) und Fisch. Kurz: Allergenfrei ist schlecht. Auch bei allergiegefährdeten Kindern wird nicht mehr empfohlen, auf bestimmte Lebensmittel zu verzichten. Vielmehr geht man davon aus, dass der Verzehr von kleinen Mengen verschiedener Nahrungsmittel Allergien verhindern kann, weil der Körper die Toleranz gegenüber der Nahrung erwirbt. Das Immunsystem wird langsam trainiert! Natürlich gilt diese Empfehlung nicht für Kinder, die bereits erkrankt sind.

Treten allergische Reaktionen auf, geben Sie das entsprechende Lebensmittel nicht mehr und suchen Sie einen Kinderarzt auf. Hat der Arzt eine Allergie festgestellt, sind gezielte diätetische Maßnahmen erforderlich, um eine Schädigung der Darmschleimhaut zu verhindern.

Ernährung von allergiegefährdeten Babys auf einen Blick

Mögliche allergische Reaktionen
- Magen-Darm-Beschwerden (Erbrechen, Krämpfe, Blähungen, Durchfall)
- Hautreizungen (Ausschläge, Ekzeme, Rötungen, Nesselsucht)
- Unruhe oder Apathie

Geeignete Milch
Muttermilch, industriell hergestellte »HA«-Säuglingsmilch und bei erkrankten Babys verordnungspflichtige Spezialmilch

Beikost
Der Beikostplan entspricht dem für nicht allergiegefährdete Kinder. Beachten Sie aber: Geben Sie keinen Brei vor dem fünften Lebensmonat. Kochen Sie lieber selbst. Bevorzugen Sie Bioprodukte. Bei Fertigprodukten sollen die Zutaten den selbst gekochten Breien entsprechen. Geeignet sind: Vollkornprodukte, Reis, Kartoffeln, Reiswaffeln, Hirse, Hafer, Äpfel, Birnen, Aprikosen und viel frisches Obst und Gemüse. Als Fleisch wählen Sie ein mageres Muskelfleisch vom Rind, Kalb oder Lamm.

Nahrungsmittelallergien

Kreuzallergien

Bei Pollen-, Gräser- und Beifußallergien können kombiniert Reaktionen vor allem gegen bestimmte ungekochte Obst-, Gemüse- und Gewürzsorten auftreten. Diese Kombination wird als Kreuzallergie bezeichnet. Sind Allergien gegen Birke, Erle und Hasel vorhanden, treten häufig Allergien gegen rohe Obstsorten wie beispielsweise Apfel, Birne, Pfirsich, Pflaume und Kirsche auf.

Bei einer Unverträglichkeit von Beifuß werden oft nicht vertragen: Karotte, Fenchel, Kopf- und Endiviensalat, Tomate, Paprika, Avocado, Kiwi, Litschi, Mango, Sellerie, Sonnenblumenkerne, Löwenzahn, Chrysanthemen sowie diverse Gewürze, z. B. Estragon, Pfeffer, Chili, Kamille, Anis, Koriander, Liebstöckel, Kümmel, Petersilie, Dill, Zimt, Majoran und Thymian. Gräser- und Pollenallergiker reagieren häufig auf Tomate, Kürbis, Erbsen, Linsen, Gurken, Melonen, Basilikum, Chili, Kartoffeln, Majoran, Oregano, Thymian, Pfefferminz, Soja, Erdnuss und unerhitztes Getreide (bei Vollwertkost).

> Bei bekannten Kreuzallergien gilt: Je naturbelassener ein Nahrungsmittel, desto allergieauslösender ist es. Was roh Beschwerden hervorruft, ist in der Regel gekocht gut verträglich.

Milchzuckerunverträglichkeit (Laktoseintoleranz)

Laktose (Milchzucker) ist in Milchprodukten enthalten. Sie ist auch in Vitamin-D-Tabletten, homöopathischen Präparaten und Arzneien aus der Naturheilkunde enthalten. Um Milchzucker zu verdauen, wird ein bestimmtes Enzym benötigt, die Laktase. Sie spaltet Milchzucker in Glukose und Galaktose. Bei einem Laktasemangel verbleibt Milchzucker im Darm. Es entstehen Gase (Kohlendioxid und Wasserstoff) und Säuren. Sie rufen Völlegefühl, Blähungen, Krämpfe und säuerlich wässrige Durchfälle hervor.

Ein Laktasemangel bei Säuglingen führt zu schweren Durchfällen und Erbrechen nach dem Verzehr von Milch und Muttermilch. Milchzuckerunverträglichkeiten können bei Erkrankungen wie Zöliakie und nach Darmoperationen auftreten. Die Therapie ist vom Schweregrad der Unverträglichkeit bestimmt. Ab der Einführung der Familienkost können Sie laktosefreie Milch kaufen. Manchmal genügt es, pure Milch zu meiden.

Kuhmilchallergie

Die Sensibilisierung auf Kuhmilcheiweiß ist eine der häufigsten Allergieformen im ersten Lebensjahr. Aus diesem Grund wird Kuhmilch als Trinkmilch im ersten Lebensjahr nicht empfohlen. Bei bekannter Allergie ist es nach Absprache mit dem Kinderarzt möglich, Babys, die nicht gestillt werden, mit einer Sojamilchspezialnahrung zu füttern. Achten Sie auf versteckte Milch in Brötchen und Gebäck, Teigwaren, Klößen, Püree, Wurst- und Fleischkonserven, Brotaufstrichen, Fertigsuppen und -saucen sowie Süßigkeiten. Milch ist auch in Butter, Buttermilch, Joghurt, Quark, Dickmilch, Kaffeesahne, Kefir, Käse, Magermilch, Molkeneiweiß, Rahm, Sahne und Molke enthalten.

> Kuhmilch ist für Ihr Baby im ersten Lebensjahr als Trinkmilch grundsätzlich nicht geeignet.

Zöliakie (Glutenunverträglichkeit)

Gluten ist das Klebereiweiß aus dem Mehlkörper. Die Schale des Korns besteht aus Albumin und Globulin. Liegt eine Glutenunverträglichkeit vor, entstehen Symptome wie z. B. voluminöser Stuhl, der übel riecht, weißlich und fettig ist. Eine Gewichtsabnahme ist häufig. Eine lebenslange Therapie mit glutenfreier Nahrung ist erforderlich. Glutenfrei sind Hirse, Reis, Mais und Buchweizen. Beachten Sie dies beim Kauf von Nudeln, Zwieback und Gebäck.

Weizenallergie

Im ersten Lebenshalbjahr spielt sie keine Rolle. Erst mit Beikosteinführung nach dem ersten Weizenkontakt kann sie spontan auftreten. Auch wenn Weizen vorher vertragen wurde, treten manchmal allergische Reaktionen auf und verschwinden oft genauso plötzlich wieder.

Nicht vertragen wird die Schale des Korns. Deshalb sollten ganze Weizenkörner, Frischkornbreie, Weizenkeimlinge, Weizenflocken, Grieß, Kleie und Schrot vermieden werden. Beachten Sie dies beim Kauf von Brot, Nudeln, Gebäck, Pudding und Fertigspeisen. Weizenfreie Produkte sind beispielsweise Reis, Hirse, Dinkel und Haferflocken.

Stoffwechselstörungen

Phenylketonurie (PKU)

Es liegt eine Störung des Aminosäurenstoffwechsels vor. Aminosäuren sind Bausteine der Eiweißmoleküle. Phenylalanin wird über die Nahrung aufgenommen und ist in körpereigenen Eiweißsubstanzen enthalten. Was nicht in Körpersubstanz eingebaut wird, muss abgebaut und ausgeschieden werden. Bei PKU ist der Abbau durch einen Enzymdefekt unterbrochen. Der Phenylalaninspiegel im Blut steigt. Ein hoher Blutspiegel schädigt Nerven und führt zu Entwicklungsstörungen und -stillstand. Der Überschuss wird über die Nieren ausgeschieden. Der Urin riecht nach Mäusekot.

Therapie: Phenylalanin muss aus der Nahrung weitestgehend gestrichen werden. Es dürfen keine tierischen Produkte wie Fleisch, Milch und Eier gegessen werden. Auch Muttermilch darf nicht gegeben werden. Die Babys werden mit einer Eiweiß-Hydrolysat-Säuglingsnahrung gefüttert. Diese Spezialnahrung wird ärztlich verordnet. Ab der Beikosteinführung muss vegetarisch ernährt werden. Nährstoffe müssen regelmäßig kontrolliert werden, um Mangelernährung zu verhindern.

Ahornsirupkrankheit

Sie ist die zweitwichtigste Stoffwechselstörung der Aminosäuren. Gestört ist der Abbau der drei essenziellen (lebenswichtigen) Aminosäuren Leuzin, Isoleuzin und Valin. Bei Neugeborenen treten eine

Für Kinder mit Nahrungsmittelunverträglichkeiten und Stoffwechselstörungen werden individuelle Ernährungspläne in Spezialsprechstunden erstellt. Meist muss die Therapie bis zur kindlichen Gehirnreife (mit zehn Jahren) streng eingehalten werden.

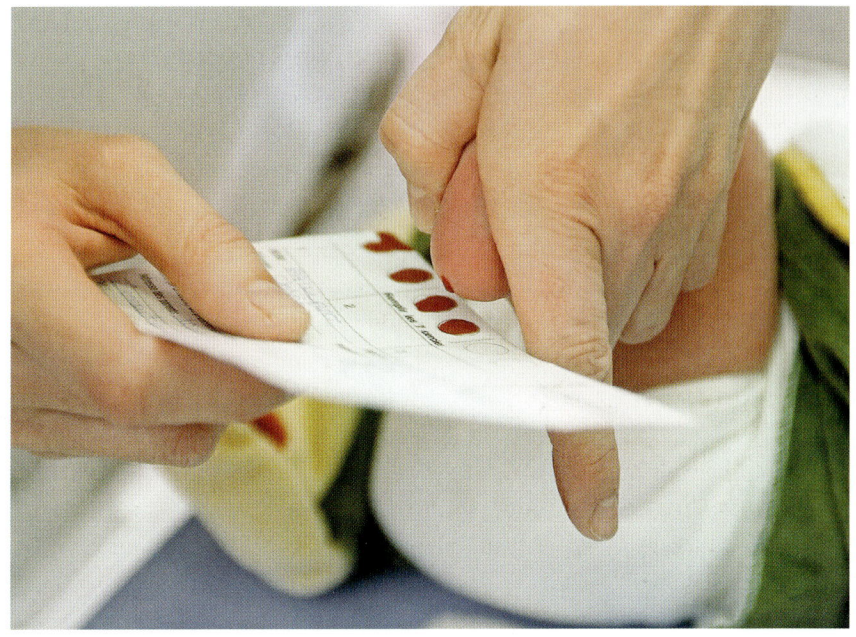

Beim Neugeborenen-Screening wird den Babys Blut aus der Ferse entnommen und auf diverse Stoffwechselerkrankungen getestet. Die wichtigsten sind PKU, Ahornsirupkrankheit, Galaktosämie und Fruktoseintoleranz.

Trinkschwäche und Erbrechen auf. Weitere Symptome sind allgemeine Schlappheit und Krampfanfälle. Der Urin riecht würzig nach Ahornsirup. Eine lebenslange Diät mit verminderter Zufuhr der betreffenden Aminosäuren ist erforderlich. Die Nahrungseinstellung erfolgt individuell in Spezialsprechstunden.

Galaktosämie

Sie ist eine Störung des Kohlenhydrat-, also Zuckerstoffwechsels. Das bedeutendste Kohlenhydrat ist Glukose; es ist wichtig für Energiegewinnung und Nervensystem. Milchzucker (Laktose) besteht aus Glukose und Galaktose. Glukose wird direkt vom Stoffwechsel verwendet. Galaktose muss durch ein Enzym an Phosphat gebunden werden. Galaktose-1-Phosphat entsteht. Dieses muss, um verstoffwechselt werden zu können, über einen weiteren Schritt in Glukose umgewandelt werden.

Bei einer Galaktosämie liegt ein Enzymdefekt vor. Galaktose-1-Phosphat wird nicht weiter verarbeitet. Der Galaktosespiegel im Blut steigt und schädigt Gehirn, Leber und Hornhaut. Symptome sind grau-blasses Aussehen, Leberschwellung und Schädigung, Ikterus (»Neugeborenengelbsucht«), schlechter Allgemeinzustand und Krämpfe. Therapiert wird, indem Milchzucker, d. h. Milch, Milchprodukte und Muttermilch, nicht gefüttert wird. Bis zum Beikostalter reicht man den Babys eine Spezialnahrung ohne Milchzucker. Diese wird vom Kinderarzt verordnet. Ab dem ersten Brei gestaltet sich die Ernährung sehr schwierig, da fast überall Milchzucker enthalten ist (auch in Vitamin D, homöopathischen Mitteln und Arzneien aus der Naturheilkunde). Eine lebenslange Diät ist erforderlich. Auch hier wird der Kostplan in speziellen Sprechstunden und individuell erstellt.

Fruktoseintoleranz

Sie ist eine weitere Störung des Zuckerstoffwechsels. Fruchtzucker kann nicht in Glukose umgewandelt werden. Die Unverträglichkeit äußert sich erst mit der Fruchtzuckerzufuhr. Solange ausschließlich Milch gefüttert wird, gibt es keine Probleme. Fruchtzucker ist in Obst enthalten. Betroffene Kinder mögen oft spontan kein Obst. Auch hier ist eine lebenslange Diät ohne Obst erforderlich. Um Vitaminmangel vorzubeugen, wird ein passender Ernährungsplan erstellt.

Achtung: Falls jemals eine Operation ansteht, geben Sie die Fruktoseintoleranz unbedingt an, da es noch Infusionen gibt, die Fruktose enthalten.

Alternativen zur Kuhmilch

Neben der Muttermilch kann ich Ihnen ruhigen Gewissens nur eine industriell hergestellte Säuglingsmilch und eher keine Sojamilchnahrung empfehlen. Säuglingsmilchen und hypoallergene Milchnahrungen sind optimal der Babyernährung angepasst. Milchersatznahrungen auf Sojabasis können vom Arzt verordnet bei bekannten Kuhmilchallergien eingesetzt werden. Sie enthalten kein Kuhmilchprotein, keinen

Milchzucker, keine Stärke (eventuell Maisstärke) sowie Glukose oder andere Saccharide als Kohlenhydrate und sind ein veganes Produkt. Gekennzeichnet sind sie als SL-, SOM- oder S-Milch. Für Frühgeborene mit einem Gewicht unter 1800 Gramm ist Sojasäuglingsmilch nicht geeignet. Sie enthält zu viel Albumin, das bei der Aufnahme im Körper mit Kalzium konkurriert und die Knochenmineralisierung vermindert. Des Weiteren enthält Sojamilch pflanzliche Östrogene (Isoflavone), die Anlass zu Bedenken geben. Diese Hormone haben möglicherweise Auswirkungen auf die sexuelle Entwicklung und das Gehirnwachstum. Sie sollte also wirklich nur bei Kuhmilchallergien eingesetzt werden. Für die Allergieprävention ist sie ungeeignet, da es bei der Ernährung mit Sojamilch genauso häufig zu Allergien kommen kann wie bei der Fütterung von Säuglingsmilchnahrung.

Ideal – hypoallergene Säuglingsmilch

Hypoallergene Milchnahrungen sind die erste Wahl! Andere tierische Milchen (Stuten-, Ziegen- und Schafsmilch) stellen keine Alternative zur Muttermilch und industriellen Säuglingsnahrung dar. Einzige Ausnahme ist eine industriell hergestellte Ziegensäuglingsmilch (Milchpulver). Sie ist so aufbereitet wie die Säuglingsnahrungen auf Kuhmilchbasis und deshalb eher geeignet.

Die Selbstherstellung von Säuglingsmilch empfehle ich generell nicht. Es handelt sich meist um Rohmilcherzeugnisse, die vor der weiteren Verarbeitung unbedingt abgekocht werden müssten, da das Infektionsrisiko sehr hoch ist. Um eine Säuglingsmilch aus Stuten-, Ziegen- oder Schafsmilch herzustellen, müssten den Milchen weitere Zutaten beigefügt werden. Die Einhaltung des genauen Rezepts gestaltet sich sehr schwierig, und es kommt zu ungenauer Dosierung. Mangelerscheinungen treten leicht auf. Tierische Milchen unterscheiden sich zu sehr von Muttermilch. Stutenmilch enthält ausreichend Vitamin C. Es fehlen jedoch Vitamin A und Fett.

Ziegenmilch ist der Kuhmilch sehr ähnlich. Sie enthält viel Eiweiß, aber wenig Fett. Der Vitamin-A- und -C-Gehalt ist unzureichend. Da auch Folsäure fehlt, besteht zusätzlich das Risiko eines Folsäuremangels. Die

Bei nicht allergiegefährdeten Kindern kann ab der Einführung der Familienkost abgekochte Stuten-, Ziegen- und Schafsmilch in kleineren Mengen gegeben werden. Ich würde Ihnen raten, ähnlich zu verfahren wie mit der Kuhmilch. Aber beachten Sie: Auch für diese Milchen wurde keine allergievorbeugende Wirkung nachgewiesen. Sie ist keine Alternative zu Mutter- und »HA«-Säuglingsmilch!

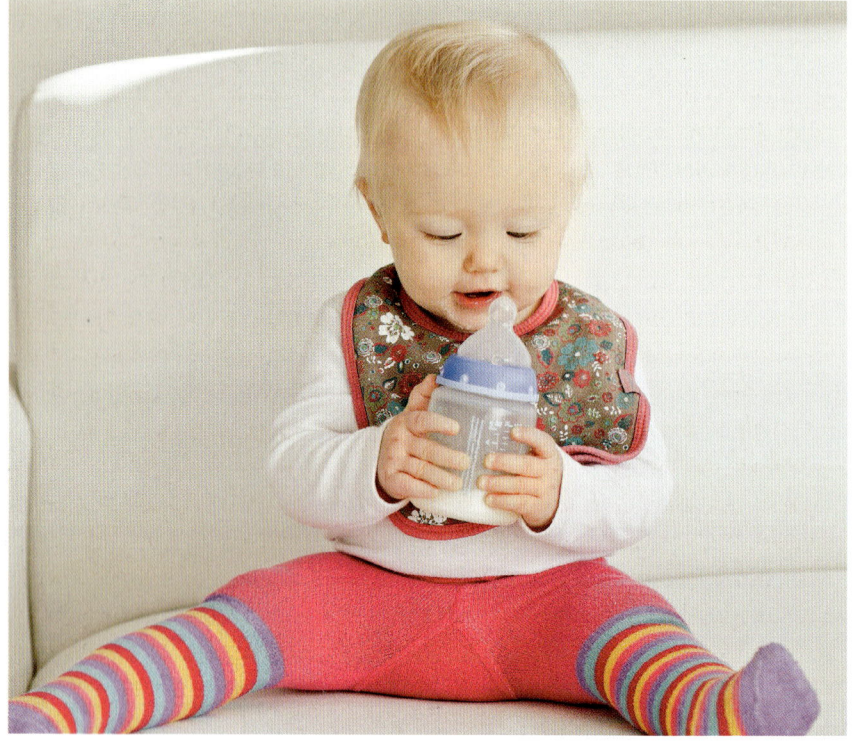

Säuglingsmilch selbst herzustellen ist sehr schwierig, und es kann wegen ungenauer Dosierung zu Mangelerscheinungen kommen. Wenn Sie nicht stillen, sollten Sie daher industriell hergestellte Milch verwenden.

Vitamine A und C sind auch bei der Schafsmilch nur gering vorhanden. Während zu viel Fett, Kalzium und Phosphor enthalten sind, fehlen Kupfer und Eisen.

Neben tierischen gibt es pflanzliche, vegetarische Milchen zu kaufen. Zu ihnen gehören Mandelmilch, Reisdrink, Sojaeismilch und der Sojadrink. Sie stellen erst recht keine Alternative zu Säuglingsmilchen oder Muttermilch dar. Sie enthalten fast kein Kalzium. Vitamin B12 fehlt komplett. Mandel- und Reismilch enthalten zu wenig oder kaum Eiweiß.

Machen Sie sich im zweiten Lebenshalbjahr des Babys übrigens keine Sorgen, wenn sich Ihre Brust nicht mehr so prall anfühlt. Sie haben noch ausreichend Milch! Ihr Körper hat sich einfach gut auf das Stillen eingestellt. Die Milch schießt manchmal erst beim Anlegen ein.

Alternativen zur Kuhmilch auf einen Blick

- Muttermilch ist die optimale Milch für Säuglinge.
- Industriell hergestellte Säuglingsmilchen sind der Muttermilch weitestgehend angepasst und die einzig wahre Alternative zur Muttermilch.
- Industriemilch wird unterschieden in »Pre«-/»HA-Pre«-Milchen, »1«-/»HA1«-Milchen, »2- und 3«-/»HA2«- und »3«-Milchen. Sie enthalten mehr Kasein, das ausflockt und zu festem Stuhl führen kann. HA-Milchen sind durch die Eiweißaufspaltung leicht bitter im Geschmack. Diese Säuglingsmilchen haben reichlich Vitamine und Mineralien, sogar mehr als Muttermilch, weil Sicherheitszuschläge gemacht werden, d. h. es wird vorsichtshalber etwas mehr davon beigemischt, als notwendig wäre. Das ist so in Ordnung.
- »Pre«-/»HA-Pre«- und »1«-/»HA1«-Milchen enthalten nur Laktose bzw. Laktose und Stärke und können wie Muttermilch nach Bedarf gefüttert werden.
- Kuhmilch enthält sehr viel Eiweiß. Sie enthält doppelt so viel Kasein wie Muttermilch und nur ein Drittel Molkeprotein. Kasein klumpt und macht einen harten Stuhl, während Molkeprotein in zwei bis drei Stunden leicht verdaut wird und weichen Stuhlgang bewirkt. Eisen, Jod, Vitamin A, E und C, Kohlenhydrate und essenzielle Fettsäuren sind im Vergleich zur Muttermilch zu wenig enthalten. Bei der Herstellung von Kuhmilchbreien werden deshalb ein hochwertiges Öl und Obst bzw. Obstsaft hinzugefügt.
- Alternative Tiermilchen wie Kuh-, Stuten-, Ziegen- und Schafsmilch sind als Säuglingsmilch ungeeignet. Sie müssten speziell aufbereitet werden, was jedoch im eigenen Haushalt sehr schwierig ist. Wegen des Mangels an Vitaminen und Mineralien sowie der unpassenden Eiweiß- und Fettwerte kann es leicht zu Mangelerscheinungen kommen.
- Einzige Ausnahme ist eine industriell hergestellte Ziegensäuglingsmilch (Milchpulver). Sie ist so aufbereitet wie die Säuglingsnahrungen auf Kuhmilchbasis und deshalb eher geeignet.
- Mandel-, Reis- und Sojamilch sind pflanzliche Milchen. Ihnen fehlt vor allem hochwertiges Eiweiß, Kalzium, Jod, Eisen und Vitamin B12, D1 und B2. Würde man Babys ausschließlich mit dieser Milch ernähren, sind neurologische Eisenmangelsymptome, Rachitis und Wachstumsstörungen zu befürchten.

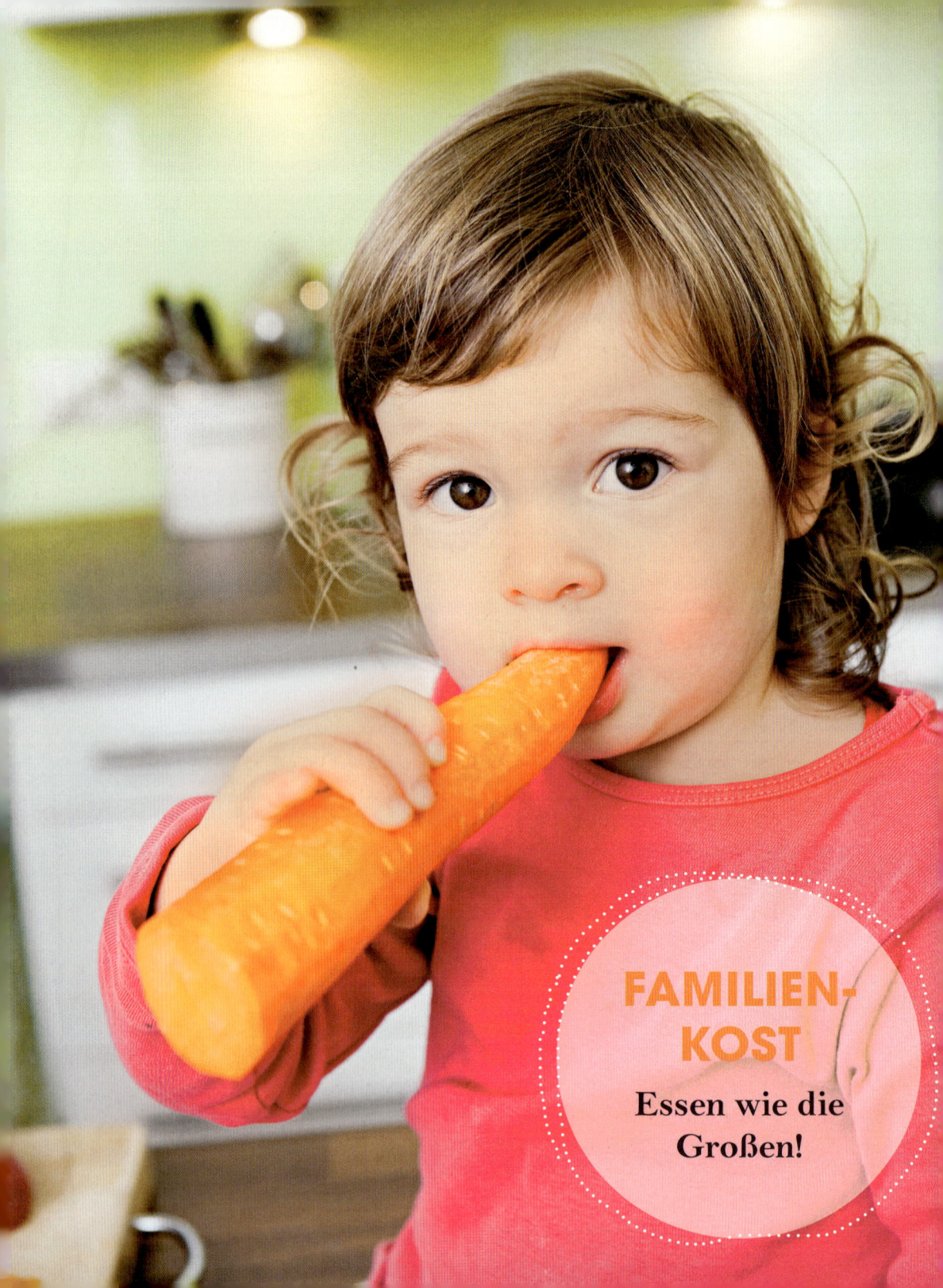

FAMILIEN-
KOST

Essen wie die
Großen!

Jetzt wird es vielfältig

Der Übergang von der Brei- zur Familienkost findet um den zehnten
Lebensmonat statt. Mahlzeiten werden nicht mehr püriert, sondern nur
noch zerdrückt. Die Zusammensetzung der Nahrung bleibt wie bisher.
Die Babys haben in diesem Alter zwei bis vier Zähne, das Kauen gelingt
ihnen immer besser, und sie würgen nicht mehr, wenn sie Stückchen im
Mund haben. Viele Kinder können in diesem Alter allein sitzen. Kleine
Nahrungsstückchen werden mithilfe des Pinzettengriffs (Daumen und
Zeigefinger) geschickt in den Mund gesteckt. Fingerfood und Obst
zum Knabbern sind sehr beliebt.

Je nachdem, wie gern Ihr Kind kaut, kann der Milch-Getreide-Brei
durch eine Brotmahlzeit ersetzt werden. Ein Brot mit Frischkäse, ein
Becher Vollmilch oder Säuglingsmilch und etwas Obst oder Gemüse-
rohkost stellen eine Brotmahlzeit dar.

> Akzeptieren Sie
> unbedingt das
> Essen mit den
> Händen, auch wenn
> nicht alles in Babys
> Mund landet. Es
> ermöglicht Ihrem
> Kind, seine Fähig-
> keiten anzuwenden
> und auszubauen.

Der optimale Speiseplan

Ein kindgerechter Familientisch und gemeinsames Speisen werden
zunehmend wichtiger. Wie immer sind Sie Vorbild, denn gesunde
Ernährung kann gelernt werden. Geben Sie Ihrem Kind ruhig etwas
vom eigenen Teller ab. Eine Nudel oder gekochte Kartoffel in die Hand
gegeben, regt das Kauen an. Liebevoll Dekoriertes spricht auch die
Kleinsten an. Schnell zubereitet sind Sternenbrot, kleine Tierfiguren,
Autos oder Käsefüße. Das geschmierte Brot, der Käse und die Wurst
werden dazu mit einer Plätzchenform ausgestochen. Gemüse (z. B.
Salatgurke) eignet sich auch.

Mit der Zeit wird Ihr Kind mehr an die Erwachsenenkost herange-
führt. Am Ende des ersten Lebensjahres verträgt Ihr Baby fast alle Lebensmittel. Seien Sie dennoch vorsichtig bei kleinen, harten Nahrungs-
mitteln, die leicht verschluckt werden können, z. B. bei Rosinen oder
Nüssen. Beachten Sie auch: Die Speisen sollten nicht gegrillt oder kräftig gebraten werden. Fette Fleischprodukte sind ungeeignet, Blähendes

Das schmeckt jetzt

- Um den ersten Geburtstag darf auch Herzhaftes wie Gewürz-gurke, ein Frühstücksei und Körnerbrot probiert werden.
- Süßigkeiten bleiben auch jetzt die Ausnahme.
- Geeignete Nahrungsmittel sind: Vollkornbrot und -brötchen, Knäckebrot, Vollkornzwieback, Butter, Obststücke, Obstsaft, Vollkornreis und Vollkornnudeln, Rind, Kalb, Lamm, Geflügel und Fisch, Salat und ab und zu ein gekochtes Ei. Brot kann mit fettarmer Wurst und Käse belegt werden. Vegetarische Brotauf-striche sind empfehlenswert.
- Ab und zu dürfen auch Kuchen und Gebäck gegessen werden.
- Naturjoghurt ist zu bevorzugen.
- Honig ist weiterhin verboten.

wie Kohl und Sauerkraut ebenfalls. Salz (Jodsalz) verwenden Sie bitte immer noch sparsam. Salzen Sie lieber Ihr eigenes Essen nach.

Kritisch – Fertiggerichte

Kaufen Sie lieber keine fertigen Kindermenüs. In Fertiggerichten, Tütensuppen, Brühwürfeln oder Knabberzeug (Chips) ist Glutamat enthalten. In der Zutatenliste liest man dann E620 bis E625. Glu-tamat steigert den Appetit, bewirkt Heißhunger, stört das normale Geschmacksempfinden und fördert Übergewicht. Es soll außerdem Krankheiten wie Alzheimer, Parkinson und Augenerkrankungen her-vorrufen. Ihr Kind soll lernen, dass Lebensmittel ursprünglich und ver-schieden schmecken. Eine solche Geschmacksvielfalt ist mit Konserven nicht zu erreichen.

Machen Sie es sich am Familientisch mit leckerem Essen gemeinsam schön.

Essen außer Haus

Vielleicht kommt Ihr Kind bald in den Kindergarten oder zu einer Ta-gesmutter und isst auch in der Einrichtung. Informieren Sie sich vorab umfassend über die dortige Küche und Kost – wird selbst gekocht?

Bringt ein Lieferservice die Speisen? Wird auf vollwertige Ernährung geachtet?

Kämpfe bei Tisch?

Mit 15 Lebensmonaten entwickeln die meisten Kinder ihren »eigenen Kopf«. Ab dem zweiten Lebensjahr beginnt die Trotzphase, auch in Sachen Essen. Nehmen Sie Ihr Kind ernst und haben Sie viel Geduld und Verständnis. Vermeiden Sie Machtspiele am Tisch. Loben Sie gutes Verhalten und ignorieren Sie schlechtes.

Getränke

Das beste Getränk ist immer noch Wasser. Leitungswasser muss nicht mehr abgekocht werden. Zu den Mahlzeiten können Frucht- und Gemüsesäfte angeboten werden. Nach dem ersten Geburtstag ist Vollmilch als Trinkmilch zu den Mahlzeiten erlaubt. Kräutertee aus Teebeuteln oder lose darf getrunken werden. Verwenden Sie Biokindertee, damit die Schadstoffgrenzwerte der Diätverordnung für Säuglinge eingehalten werden. Beachten Sie, dass Früchtetees Säuren enthalten, die die Zähne angreifen und zu Karies führen können; ebenso wie gezuckerte Getränke und Teegranulate. Warme Getränke werden übrigens wahrscheinlich eher akzeptiert.

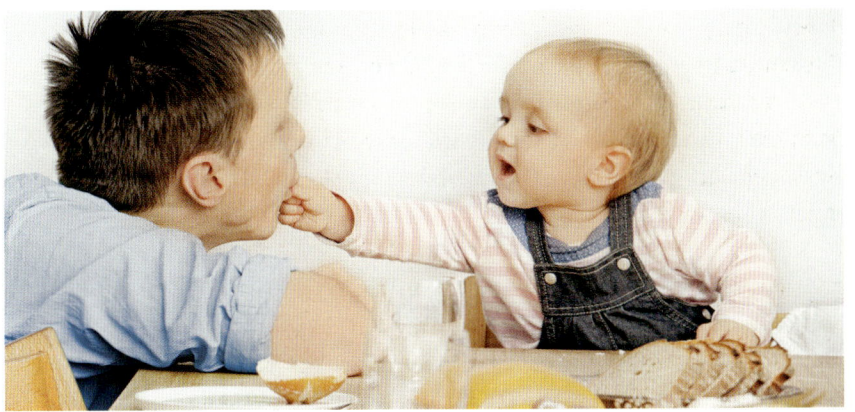

Familienritual gemeinsame Mahlzeit: ein echter Genuss und ein geselliges Vergnügen.

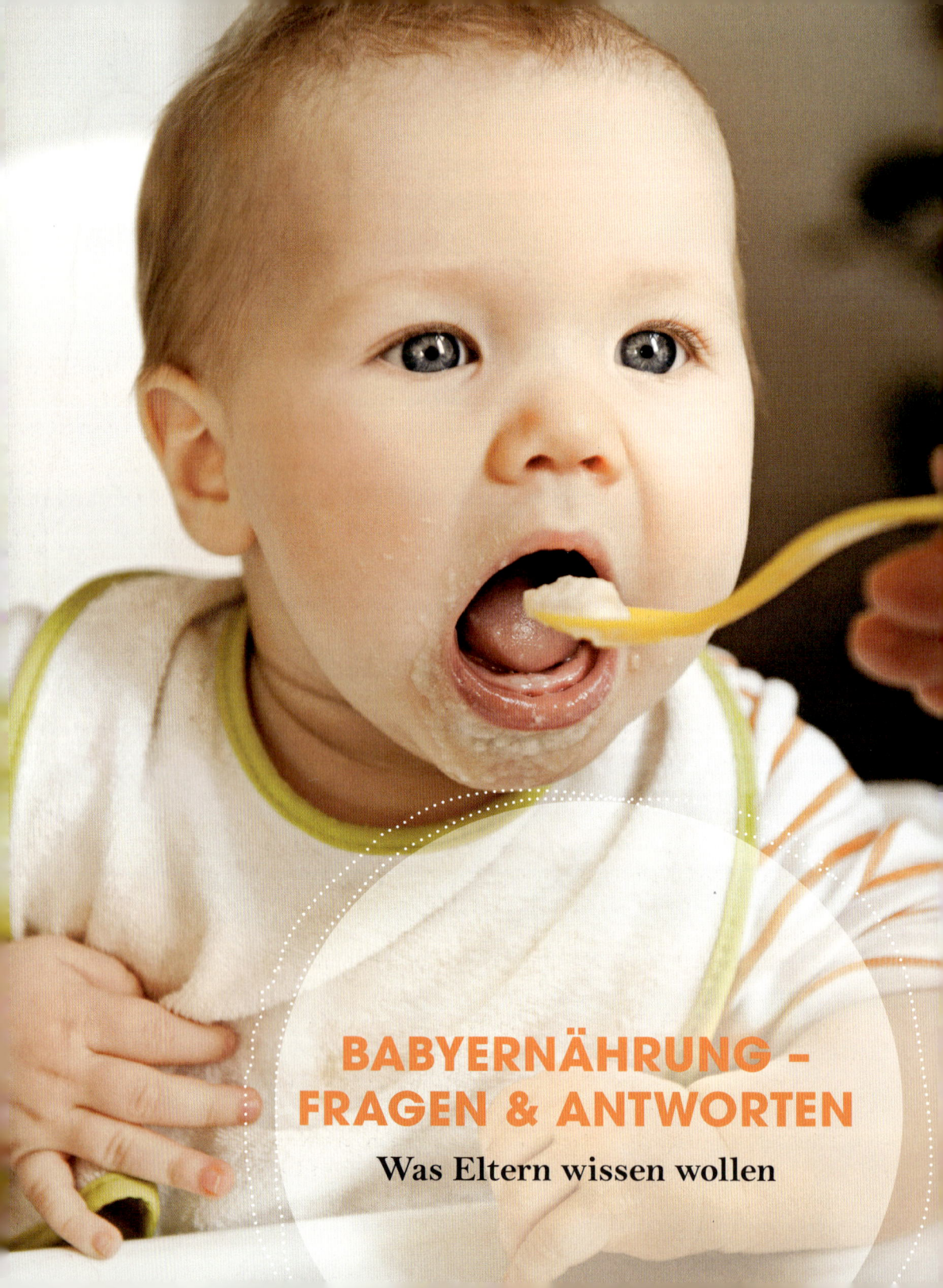

BABYERNÄHRUNG – FRAGEN & ANTWORTEN

Was Eltern wissen wollen

Ernährung mit Milch

Das Kind ist an der Brust sehr unruhig

Unruhe an der Brust kann verschiedene Ursachen haben. Handelt
es sich um ein Neugeborenes, ist es möglich, dass das Kind noch zu
schwach saugt. Vielleicht fließt die Milch noch nicht richtig, oder der
Milchspendereflex wird nicht so schnell ausgelöst und das Baby ist
ungeduldig. In diesem Fall ist es wichtig, die Brust immer wieder
durch Anlegen zu stimulieren und bei sehr saugschwachen Kindern den
Milchspendereflex mit einer Milchpumpe auszulösen. Möglicherweise
muss dann abgepumpt werden.

Ältere Babys ab dem vierten Lebensmonat lassen sich leicht ablenken.
Alles, was im Raum geschieht und gesprochen wird, ist so interessant,
dass das Kind nicht richtig trinkt. Eventuell hilft es, in einem ruhigen
Zimmer zu stillen. Schreit das Baby an der Brust, könnte es sich auch
um einen Bruststreik handeln. Sollte Ihr Baby unaufhörlich schreien
und sich auch nach 20-minütigem Stillen noch die Fäustchen in den
Mund stecken, suchen Sie dringend fachlichen Rat: Es muss abgeklärt
werden, ob Ihr Kind genug zu essen bekommt.

> Gibt es Probleme beim Stillen, kontaktieren Sie in jedem Fall Ihre Hebamme. Ihre Hilfe steht Ihnen bei Stillproblemen immer zu.

Was tun, wenn das Baby nur die Brust will?

Sie möchten von Brust auf Flasche umstellen und Ihr Baby will einfach nicht aus der Flasche trinken oder würgt sogar, wenn Sie sie
ihm anbieten. Das ist nicht selten der Fall. Sie haben dann folgende
Möglichkeiten:

- Weiterhin stillen und die Umstellung zu einem späteren Zeitpunkt
  wieder versuchen
- Andere Formen und Größen von Saugeraufsätzen ausprobieren
- Eine andere Säuglingsmilch füttern. Möglicherweise wollten Sie
  HA-Milch geben. Diese ist sehr bitter und wird von gestillten Kin-
  dern selten sofort akzeptiert.
- Eine Trinklerntasse oder einen Becher zum Trinken anbieten. Viel-
  leicht mag das Kind auch lieber löffeln. Je nach Alter des Babys kann

dann die Milch als Brei gegeben werden. Oder die Milch vom Löffel geschlürft werden. Das ist natürlich sehr aufwendig.

- Möglicherweise will das Kind nicht die Flasche, weil die Brust »in der Nähe ist«. Vielleicht trinkt es die Flasche ja, wenn Papa oder Oma füttern. Verlassen Sie als Mutter unbedingt das Haus und nicht nur den Raum. Sagen Sie Ihrem Kind richtig »Tschüss, bis nachher« und gehen Sie mit einer Freundin einen Tee trinken. Ihr Kind merkt alles, also auch, wenn Sie nicht wirklich weg sind.
- Üben Sie sich in Geduld! Manchmal hilft gar nichts, außer äußerst geduldig zu sein.

Was tun, wenn das Kind nicht mehr an die Brust will?

Einige Kinder essen so gern Brei, dass sie sich selbst abstillen. Es kann sich aber auch um einen Bruststreik handeln. Haben Sie alles abgeklärt, und Ihr Baby verweigert die Brust trotzdem, dann hat Ihr Kind das so entschieden. Es bleibt Ihnen nur, das zu akzeptieren.

Bedenken Sie, dass Ihr Baby bis zum ersten Geburtstag in jedem Fall zwei bis drei Milchmahlzeiten benötigt. Jetzt besteht die Möglichkeit,

Ihr Baby spürt eine Art »Ablehnung«, wenn Sie Ihrem Baby partout nicht mehr die Brust geben wollen. Das verunsichert Ihr Kind, und es sucht mehr Nähe und Geborgenheit. Abstillen wird so schwerer. Lassen Sie sich beiden Zeit.

Wenn Babys das Fläschchen bekommen, kann auch Papa sie regelmäßig füttern.

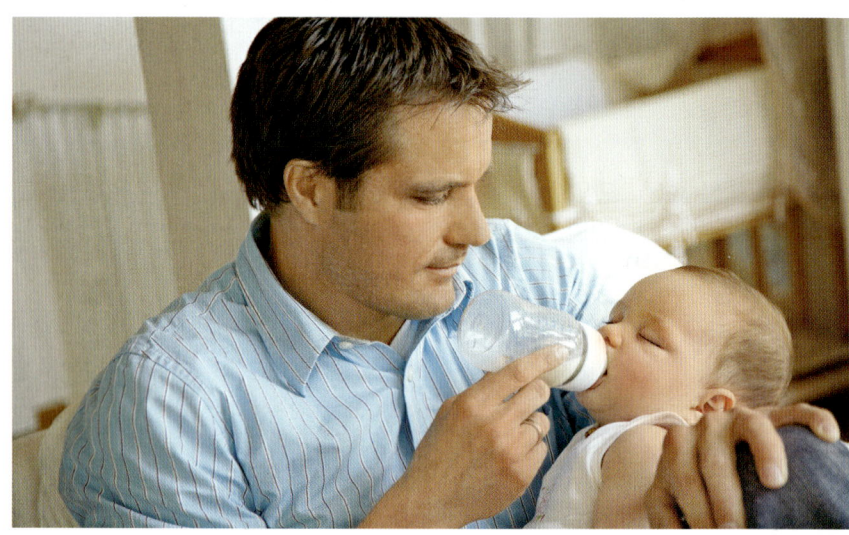

Milch für Breie abzupumpen oder industriell hergestellte »HA-Pre«-, »Pre«- oder »1er«-Milch zu reichen.

Was tun, wenn nicht sechs Monate lang gestillt werden kann?

Ab dem fünften Lebensmonat kann Brei gefüttert werden. Milch benötigt das Baby in jedem Fall weiter. Vom achten bis zum zehnten Lebensmonat 450 Milliliter, bis zum zwölften Lebensmonat 250 Milliliter und ab dem zwölften Monat 125 Milliliter. Kann nicht so lange gestillt werden, geben Sie industriell hergestellte Säuglingsanfangsmilch.

Welchen Ersatz gibt es für Muttermilch?

Der beste Ersatz für Muttermilch ist industriell hergestellte Säuglingsmilch. Die Anfangsmilch ist zu bevorzugen, da sie wie auch die Muttermilch nach Bedarf des Kindes gefüttert werden kann. Sie kann als ausschließliche Milch in den ersten sechs Monaten und ab dem sechsten Lebensmonat zusätzlich zur Beikost gereicht werden. Die Umstellung auf Folgemilch ist unnötig (siehe dazu auch das Kapitel »Wenn Sie nicht stillen« ab Seite 62 sowie »Alternativen zur Kuhmilch«, Seite 130ff.). Mit Säuglingsanfangsmilch kann auch Milchbrei hergestellt werden (siehe Seite 107f.). Andere Tiermilchen oder selbst hergestellte Säuglingsmilch sind nicht empfehlenswert.

Ab wann Brei?

Um Allergien und Krankheiten zu vermeiden, geben Sie Ihrem Baby frühestens ab dem fünften (nach dem vierten) Lebensmonat Brei – auch dann, wenn Ihr Kind unbedingt schon früher essen möchte.

Darf man länger als sechs Monate ausschließlich stillen bzw. Säuglingsersatzmilch geben?

Empfohlen wird die Beikosteinführung mit fünf bzw. sechs Monaten. Ist Ihr Kind gut entwickelt und mit der Milch zufrieden, besteht die Möglichkeit, einen weiteren Monat ausschließlich zu stillen bzw. Anfangsmilch zu füttern. Von der Beikosteinführung deutlich nach

> Spätestens nach dem siebten Lebensmonat wird der erste Gemüsebrei eingeführt, weil die Nährstoffe aus der Milch Ihrem Baby dann nicht mehr genügen.

dem siebten Lebensmonat ist abzuraten, weil das Baby dann bestimmte Nährstoffe aus dem Brei zwingend benötigt.

Was bewirken Wachstumsschübe?

In der kindlichen Entwicklung gibt es Wachstumsschübe. Sie kommen zu relativ festen Zeiten vor: der erste nach ein bis zwei Wochen nach der Geburt. Der zweite nach vier bis sechs Wochen und noch einer mit 12 bis 16 Wochen. Wer viel wächst, braucht natürlich auch viel zu essen. Die Kinder haben großen Hunger und wollen »ständig« an die Brust. Um die Abstände zwischen den Mahlzeiten wieder normal werden zu lassen, muss die Milchmenge gesteigert werden. Lesen Sie dazu Seite 44f.

Was darf die Mutter in der Stillzeit essen?

Vor allem: Essen Sie ausgewogen und vielfältig. Machen Sie keine Diät in der Stillzeit und verzichten Sie nicht prophylaktisch auf bestimmte Lebensmittel. Um Allergien vorzubeugen, ist das sinnvoll. Eigentlich ist Muttermilch immer gleich zusammengesetzt. Bedenken Sie aber: Aromen aus der Nahrung gehen in die Milch über.

Essen Sie in der Stillzeit, was Sie auch sonst gut vertragen. Sie müssen nicht auf bestimmte Lebensmittel verzichten. Zwiebeln und Blumenkohl z. B. sind erlaubt. Die Magen-Darm-Flora von Mutter und Kind sind sehr ähnlich, deshalb werden Ihrem Kind die Lebensmittel bekommen, die auch Sie vertragen. Nehmen Sie Lebensmittel, die bei Ihnen Blähungen oder Sodbrennen hervorrufen, nicht so häufig zu sich. Wird der Po Ihres Babys dennoch wund, weil Sie beispielsweise ein Glas frisch gepressten Orangensaft getrunken haben, lassen Sie diesen weg. Unternehmen Sie vier Wochen später einen erneuten Versuch. Lebensmittel, die zunächst einen roten Po verursachen, werden häufig besser vertragen, wenn das Kind älter ist.

Benötigt man Abstilltabletten?

Nur in den seltensten Fällen muss mit Tabletten abrupt abgestillt werden, z. B. bei schwerer Erkrankung der Mutter, wenn eine Medikamentengabe über lange Zeit erforderlich ist, die das Stillen unmöglich macht.

Sie steigern Ihre Milchproduktion, wenn Sie häufig beide Brüste pro Mahlzeit anlegen. Lesen Sie dazu bitte auch Seite 44f.

Wie funktioniert das Abstillen?

Es gibt zwei Varianten. Erstens die Gabe eines Medikaments, mit dem die Milchbildung unterdrückt wird. Zweitens die konservative Methode. Mit ihr kann zu jeder Zeit der Stillperiode oder der Beikosteinführung für Mutter und Kind schonend abgestillt werden (siehe Seite 60f.).

Die Mutter ist krank – ist Stillen möglich?

Sind Sie z. B. stark erkältet, haben eine Magen-Darm-Erkrankung oder andere grippale Infekte, ist Stillen weiterhin möglich und sogar sinnvoll. Die Abwehrstoffe, die die Mutter bildet, sind in der Muttermilch enthalten und schützen das Baby. Fieber, ein Magen-Darm-Infekt oder eine Grippe sind kein Grund, auf das Stillen zu verzichten. Müssen Sie Medikamente nehmen, sagen Sie Ihrem Arzt, dass Sie stillen. Für fast alle Erkrankungen gibt es alternative Medizin, mit der das Stillen möglich ist. Lesen Sie im Internet unter www.embryotox.de, welche Medikamente Sie nehmen können. Pumpen Sie ansonsten die Milch ab und schütten Sie sie weg, bis Sie wieder anlegen dürfen. Das Baby erhält bis dahin eine (»HA«-) »Pre«-Milch (siehe Seite 63).
Bei einem Lippenherpes ist es sinnvoll, einen Mundschutz zu tragen und das Kind nicht zu küssen. In den ersten sechs Lebensmonaten des Babys kann das Herpesvirus sehr gefährlich sein.

Ernährung mit Brei

Kann man Gläschen bedenkenlos füttern?

In Fertigbreien sind eher keine Rückstände von Pflanzenschutzmitteln oder Schimmelpilzen zu erwarten. In Deutschland unterliegen sie strengen lebensmittelrechtlichen Kontrollen. Meist werden Bioprodukte verwendet. Die Grenzwerte für Schadstoffe aus den Verschlussdeckeln (Esbo – ein chlorhaltiges Reaktionsprodukt, das bei der Sterilisation der Gläschen entsteht), wurden auf 30 Milligramm gesenkt. Es ist noch nicht ausreichend untersucht, wie schädlich Esbo ist.

> Gekaufte Breie lassen sich nicht einfrieren, denn es handelt sich bereits um eine Konserve, die nach dem Öffnen nicht länger als drei Tage im Kühlschrank aufgehoben werden darf.

Kuhmilch kann ab dem zweiten Lebenshalbjahr zum Zubereiten eines Abendbreis gefüttert werden.

Den Gläschenbreien sollten Sie Fruchtsaft oder -mus bzw. Rapsöl beimengen, weil davon zu wenig enthalten ist (siehe Seite 89). Achten Sie darauf, dass Zucker, Quark, Joghurt, Keks oder Schokolade in den Gläschen nicht oder nur ab und zu enthalten sind. Das sind zu viele Eiweiße und Zucker. Konservierungsstoffe, Salz und viele Gewürze gehören auch nicht in den Brei. Möglich ist es, Gläschen und Fertigprodukte zu kombinieren. Kaufen Sie beispielsweise einen Karotten-Kartoffel-Brei und geben Sie Ihr selbst hergestelltes Fleischmus (Rezept siehe Seite 104) dazu.

Ab wann Kuhmilch?

Ab dem zweiten Lebenshalbjahr dürfen Kuhmilchprodukte gefüttert werden. Um die Verträglichkeit zu testen, empfehle ich Ihnen, verarbeitete Kuhmilchprodukte wie Butter oder Joghurt in den Gemüse- oder Obstbrei zu geben. Eine Breimahlzeit kann dann mit 200 Millilitern Vollmilch zubereitet werden. Als Trinkmilch ist sie nicht vor dem ersten Geburtstag geeignet.

Ab wann Gluten?

Glutenhaltig sind alle Getreidesorten außer Hirse, Reis, Mais und Buchweizen. Studienergebnisse besagen, dass die Einführung von Gluten günstig ist, solange noch gestillt wird (fünfter bis siebter Lebensmonat).

Fleisch oder vegetarisch?

Brei muss nicht unbedingt warm gefüttert werden, er kann auch Zimmertemperatur haben (natürlich sollte der Brei keinesfalls direkt aus dem Kühlschrank gefüttert werden). Generell akzeptieren Babys eher warme Speisen.

Ich empfehle Ihnen, Ihrem Baby zwei- bis dreimal in der Woche Fleisch zu geben. Eine vegetarische Kost ist möglich, aber wesentlich schwieriger umzusetzen, weil sehr genau auf die Zutaten geachtet werden muss, damit es nicht zu Mangelerscheinungen kommt.

Eine vegane Kost ist sogar gefährlich. Bei dieser Ernährungsform wird komplett auf tierische Produkte verzichtet. Die Gefahr ist sehr groß, dass es zu einem Mangel an Kalzium, Vitamin D und B sowie zu Wachstums- und Entwicklungsrückständen kommt. Fisch sollte einmal wöchentlich gefüttert werden.

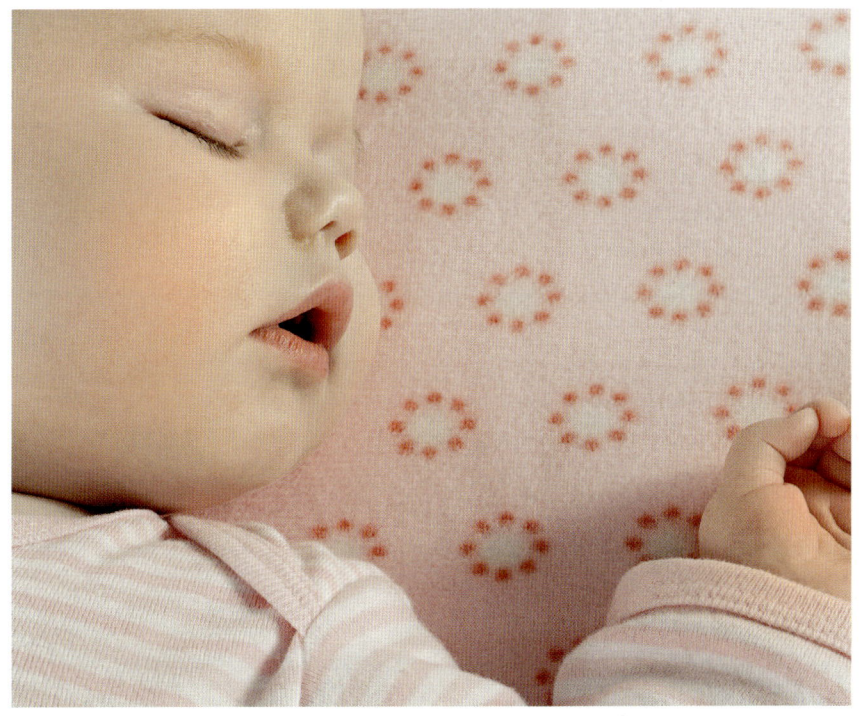

Bei Babys ist es vollkommen normal, dass sie nachts mehrmals aufwachen und nach Nahrung verlangen. Mit etwa sechs Monaten ist es möglich, dass sie auch einmal sechs Stunden durchschlafen, ohne etwas zu essen.

Schläft das Baby besser, wenn es abends Brei bekommt?

Leider meist nicht. Auch Schlafen muss erst erlernt werden. Enorme Entwicklungssprünge im ersten Lebensjahr sind von Ihrem Kind zu verarbeiten. Das geschieht vor allem nachts, wenn der Körper zur Ruhe kommt und auch sonst nichts Aufregendes passiert. Deshalb werden Babys oft wach. Erst ab dem sechsten Lebensmonat kann man »erhoffen«, dass das Kind sechs Stunden am Stück ohne Nahrung auskommt. Einen Gemüsebrei abends zu füttern ist zwar möglich, jedoch hält Gemüse nicht so lange vor, und Ihr Kind wird bald wieder Hunger haben. Es benötigt dann in jedem Fall zur Nacht noch eine Milchportion. Sie können einen Abendbrei mit Milch füttern. Voraussetzung ist, dass Sie den Brei füttern, wenn das Baby noch nicht übermüdet ist. Eventuell trinkt Ihr Kind zum Einschlafen noch ein wenig Milch aus der Brust oder verlangt sein Säuglingsmilchfläschchen.

Was tun, wenn das Kind nicht essen will?

Stillen Sie noch, kommt es darauf an, wie alt das Baby ist. Im Neugeborenenalter gibt es typische Probleme. Es handelt sich vielleicht um einen Bruststreik. Wenn Sie die Flasche geben, haben Sie eventuell zu früh auf die »1er«-Milch umgestellt und Ihr Kind ist von wenig Milch lange satt. Im Beikostalter nimmt Ihr Kind vielleicht nur wenig Brei an. Häufig werden Nahrungsmittel erst nach 12 bis 15 Kontakten akzeptiert. Falls nicht, wechseln Sie das Nahrungsmittel. Haben Sie Geduld. Es ist alles in Ordnung, weil der Brei dazukommt und nicht die Milch ersetzt. Manchmal hilft es auch, wenn Sie als Mutter das Haus verlassen, also »die Brust nicht im Haus ist«. Der Brei oder das Fläschchen wird eher akzeptiert, nachdem die Mutter gegangen ist.

> Auch kleine Menschen haben unterschiedliche Geschmäcker und Vorlieben. Vielleicht mag Ihr Kind erst etwas anderes als Milch, wenn es mit der Familienkost richtig Herzhaftes gibt.

Was tun, wenn das Kind kein Gemüse mag?

Fruchtwasser und Milch sind süß. Babys haben eine angeborene Vorliebe für Süßes. Manche mögen deshalb kein Gemüse. Weil Gemüse aber wichtig ist, besteht die Möglichkeit, zwei Esslöffel Gemüse in den Obstbrei zu mischen. Das wird akzeptiert. Später steigert man die Gemüsemenge.

Hilfe – mein Kind isst zu wenig!

Ist das wirklich so? Kindermägen sind klein und benötigen fünf bis sechs kleine Mahlzeiten statt drei große. Im zweiten Lebenshalbjahr wird Brei dazugefüttert. Viele Kinder essen jetzt noch relativ wenig. Oft sind Lebensmittel interessanter, wenn Mama und Papa sie auch essen. Deshalb steigert sich die Nahrungsmenge häufig erst mit der Familienkost. Die nötige Energie liefert bis dahin die Milch. Sie wird nicht ersetzt, sondern bleibt Hauptnahrung im ersten Lebensjahr. Geben Sie Ihrem Baby ausreichend Mutter- oder Säuglingsmilch. Lassen Sie Gewicht und Entwicklung bei den Vorsorgeuntersuchungen kontrollieren.

Hilfe – mein Kind will ständig essen!

Alle Kinder haben Wachstumsschübe. Wachstum findet in bekannten Entwicklungsphasen statt (siehe auch Seite 44). Bekommt Ihr Baby bereits Brei, hält dieser möglicherweise nicht so lange vor wie die Milch. Das ist normal, weil Gemüse und Obst deutlich weniger Kalorien haben als Milch. Der Abstand zur nächsten Mahlzeit verkürzt sich dadurch. Kinder benötigen drei Haupt- und zwei Zwischenmahlzeiten am Tag. Beobachten Sie, ob Ihr Kind tatsächlich ständig Hunger hat oder ob ihm eventuell langweilig ist und es Ihre Aufmerksamkeit braucht. Achten Sie auf regelmäßige Mahlzeiten. Vermeiden Sie Süßes und ständige Knabbereien. Wenn Sie alle halbe Stunde einen Keks essen würden, hätten Sie auch keinen Hunger, wenn das Essen auf dem Tisch steht.

Beikostbeginn im Urlaub?

Fällt der erste Brei genau in Ihren Urlaub und Ihr Kind ist mit der Milch noch zufrieden, warten Sie einfach bis nach dem Urlaub und fangen dann mit der Beikost an. Gläschenkost gibt es in allen Ländern zu kaufen. Die Richtwerte für Babyernährung unterscheiden sich jedoch deutlich. Außerdem kann man meist nicht übersetzen, was in der Zutatenliste steht. Vielleicht nehmen Sie die Gläschen aus Deutschland mit. Babys haben im Flugzeug auch Freigepäck.

Probleme und Erkrankungen

Blähungen

Bei Blähungen müssen die Trinktechnik des Kindes und die Saugergröße des Fläschchens überprüft werden. Ist eventuell Schaum im Fläschchen? Bieten Sie Ihrem Kind während und nach der Mahlzeit ein Bäuerchen an, wärmen Sie seinen Bauch und tragen Sie es im Fliegergriff. Dabei liegt das Baby bäuchlings, mit dem Kopf in der Armbeuge und mit dem Bauch auf dem Unterarm. Durch den Druck des Gewichts und die Atmung wird der Bauch massiert. Massagen und Gymnastik können ebenfalls helfen. Hat Ihr Kind Koliken, wird oft ärztliche Hilfe benötigt (siehe auch Seite 78).

Ist Ihr Kind krank, hat es beispielsweise Fieber oder Hautausschläge, schreit anhaltend oder ist apathisch, müssen Sie zum Kinderarzt gehen. Solange es Ihnen nicht sagen kann, was ihm wehtut, suchen Sie lieber sofort den Arzt auf, wenn Ihnen Ihr Baby auffällig erscheint.

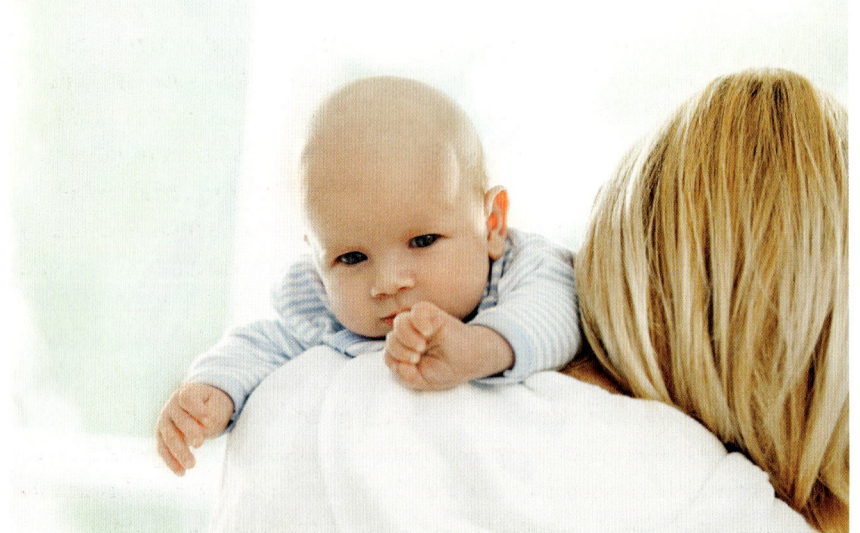

Spucken nach jeder Mahlzeit ist normal. Erbrechen im hohen Bogen muss ärztlich abgeklärt werden.

Spucken und Erbrechen

Das Ausspucken von kleinen Milchmengen oder sogar Brei ist bis zum ersten Geburtstag normal. Ein Schließmuskel am Magen funktioniert noch nicht so gut wie bei Kleinkindern. Erbrechen in hohem Bogen nach jeder Mahlzeit kann ein Hinweis auf Erkrankungen der Speiseröhre und des Magenpförtners sein. Möglicherweise stecken auch eine Allergie, Unverträglichkeit oder Magen-Darm-Erkrankung dahinter. Der Kinderarzt muss dann aufgesucht werden.

Je nachdem, wie viel gespuckt oder erbrochen wird, müssen das Gewicht und die Flüssigkeitszufuhr kontrolliert werden. Legen Sie ruhig einen Tag lang ein »Essen-Trinken-Spucken-Protokoll« an. Es gibt dem Kinderarzt ein genaueres Bild des eventuellen Problems.

Allergische Reaktionen

Bei allergischen Reaktionen im Neugeborenenalter muss an eine Stoffwechselerkrankung gedacht werden. Im Beikostalter lassen Sie das entsprechende Nahrungsmittel sofort weg. Suchen Sie Ihren Kinderarzt auf.

Milchschorf

Als äußeres Zeichen für die Reifung des Immunsystems entsteht der sogenannte Gneis auf dem Kopf und den Brauen des Kindes. Sie können ihn mit Öl oder Creme einweichen und beim Baden wegrubbeln und auskämmen. Von Milchschorf spricht man, wenn es sich nicht nur um gelbliche Krusten, sondern um juckenden Schorf handelt. Meist sind dann noch andere Körperstellen von trockenen Ekzemen betroffen. Das kann ein Hinweis auf atopische Allergien und Unverträglichkeiten sein. Zeigen Sie das bitte dem Kinderarzt.

Fieber

Die normale Körpertemperatur von Säuglingen beträgt 36,5 bis 37,5 °C. Von 37,5 bis 38,5 °C spricht man von erhöhter Temperatur, ab 38,6 °C von Fieber. Neugeborene und Säuglinge müssen auch bei erhöhter Temperatur einem Kinderarzt vorgestellt werden. Das Immunsystem ist noch sehr schwach und die Gefahr zu groß, eine Lungen- oder Ohrenentzündung zu übersehen.

Neugeborene können ein Durstfieber bekommen, wenn sie zu wenig Flüssigkeit erhalten. Es sinkt ihre Temperatur, sobald sie Wasser oder Milch gefüttert bekommen haben. Ein Kinderarzt ist dennoch zu konsultieren.

Durchfall und Verstopfung

In diesem Fall ist immer der Kinderarzt zu konsultieren. Einzige Ausnahme: Muttermilchstuhl ist sehr flüssig und wird häufig mit Durchfall verwechselt.

Allgemein gilt bei Durchfall: weiterstillen oder weiterhin Säuglingsmilch füttern. Ab dem zweiten Lebenshalbjahr gilt: Dünner schwarzer Tee und Brombeerblättertee stopfen. Ebenfalls wirken geriebene Äpfel und Karotten stopfend (stehen lassen, bis die Raspel braun werden!), sowie auch Banane, Muskatnuss, Putenfleisch, Reis, Reisschleim und Reisnudeln. Eventuell sollten Sie Ihr Kind eine Elektrolytlösung trinken lassen, um seinen Salz- und Mineralstoffhaushalt auszugleichen. Verzichten Sie auf Fett.

Wunde Stellen hinter den Babyohren können durch dorthin gelaufene Spucke oder Milch entstehen. Nach dem Säubern sollten Sie sie am besten mit einer Ringelblumencreme behandeln.

Bei Verstopfung gilt: Milchprodukte, Milchzucker, Laktose, Rohkost und Kompott von Aprikosen, Pflaumen, Rhabarber, Obst- und Gemüsesäfte, Vollkornprodukte, Fett und reichlich trinken fördern die Verdauung. Achtung: Vollkornprodukte fördern die Verdauung nur, wenn ausreichend getrunken wird, weil Ballaststoffe aufquellen und für größere Stuhlmengen sorgen. Achten Sie auch darauf, dass in den Gläschen kein Reismehl enthalten ist.

Rund um die gesunde Entwicklung

Stuhlgang nach der Breieinführung

Der erste Brei kommt wahrscheinlich in der Farbe und Konsistenz wieder heraus, wie er gefüttert wurde. Je mehr feste Mahlzeiten das Kind zu sich nimmt, desto mehr ähnelt der Stuhl dem der Erwachsenen (leider auch der Geruch).

Vitamin D und Fluor

Die Vitamingabe wird generell bis zum zweiten Geburtstag des Kindes empfohlen.

Vitamin D ist sehr wichtig für die Einlagerung von Kalzium in Knochen und Zähne. In Mutter- und Säuglingsmilch ist zu wenig davon enthalten. Eine Vitamin-D-Gabe ist deshalb üblich. Die Verabreichung von Fluor wird diskutiert. Zähne können hässliche Flecken durch Übermineralisierung bekommen. Eine fluorierte Zahncreme reicht in der Regel aus. Vitamin-D- und Fluortabletten enthalten häufig Milchzucker (Laktose). Dieser kann zu Blähungen führen. Fragen Sie nach anderen Herstellern. Vitamin D gibt es übrigens auch als Öl zu kaufen. In ihm ist kein Milchzucker enthalten.

Vitamin K

Vitamin K ist ein Vitamin, das für die Blutgerinnung wichtig ist und Mangelblutungen vorbeugen soll, die durch die Geburt entstanden sein könnten. Babys erhalten es zur U1, U2 und U3. Verabreicht wird es mit je zwei Tropfen in den Mund. Frühchen erhalten eventuell eine Spritze.

Vorsorgeuntersuchungen

Nach der Geburt erhalten Sie ein gelbes Vorsorgeheft. Ihr Kind wird in regelmäßigen Abständen vom Kinderarzt untersucht. Die körperliche und geistige Entwicklung werden festgehalten, Stoffwechselerkrankungen und die Hörfähigkeit getestet, die Hüfte mittels Ultraschall untersucht. Die U1 macht die Hebamme noch im Kreißsaal, die U2 findet zwischen dem dritten und zehnten Lebenstag statt, die U3 nach drei bis sechs Wochen. Ein fester Zeitplan für die weiteren Vorsorgeuntersuchungen ist auf dem Deckblatt des gelben Heftes zu finden.

Schlafen

Im ersten bis dritten Lebensmonat brauchen Babys zwischen 10 und 20 Stunden Schlaf auf sechs Phasen verteilt. Jedes Kind hat ein anderes Schlafbedürfnis.

Schlafen will gelernt sein. Nach sechs bis acht Wochen entsteht ein eigener Rhythmus. Durchschlafen bedeutet sechs Stunden am Stück zu schlafen, und man kann es von einem Kind ab sechs Monaten »erhoffen«. Sie können ihm helfen, selbst in den Schlaf zu finden und sich zu beruhigen, indem Sie so früh wie möglich Rituale einführen. Ein regelmäßiger Alltagsrhythmus ohne Überreizung bestimmt das Schlafverhalten. Am Tag ist es lauter und hell, nachts dunkel und ruhig. Lassen Sie Ihr Kind möglichst wenig schreien und gehen Sie schnell zu ihm. Fast alle Kinder brauchen in den ersten drei Monaten engen Körperkontakt und Geborgenheit zum Schlafen. Geben Sie Ihrem Baby alles, was es braucht. Mit dem Vertrauen und der Entwicklung kommt auch der Schlafrhythmus.

Einen Schlaf-Wach-Rhythmus finden die meisten Kinder nach sechs bis acht Wochen selbst. Bis dahin ist jeder Tag und jede Nacht anders. Dann kommt meist eine ruhigere Phase. Im Alter von vier bis zwölf Monaten sind Kinder häufig unruhig. Vielleicht wollen sie am Tag nicht viel essen, aber dafür in der Nacht umso öfter. Ein Kind, das vorher so

> Perzentilkurven zur Entwicklung von Größe und Gewicht sind Bestandteil des gelben Vorsorgehefts; sie orientieren sich an Durchschnittswerten. Individuelle Unterschiede zwischen uns Menschen müssen aber beachtet werden. So ist es unwahrscheinlich, dass kleine Eltern ein riesengroßes Kind haben.

schön geschlafen hat, tut es nicht mehr. Warum? Die Ursachen sind mannigfaltig: Die Zähne schieben sich durch, ein Wachstumsschub steht an, es wurde geimpft, oder enorme Entwicklungssprünge werden gemacht. Babys in dem Alter haben viel zu verarbeiten. Sie träumen intensiv und schlafen schlechter. Auch das geht vorbei.

Zahnen und Zahnpflege

Im Alter von drei Monaten beginnen die meisten Babys furchtbar zu sabbern. Die Zähne schieben sich ins Zahnfleisch. Im Alter von sechs bis sieben Monaten ist mit dem Zahndurchbruch zu rechnen. Die ersten Zähne sind die mittleren Zähne im Unterkiefer, dann folgen die beiden Schneidezähne im Oberkiefer usw. Backenzähne brechen mit 23 bis 26 Monaten durch. Sobald Ihr Kind ausspucken kann, empfehle ich, eine fluorierte Kinderzahncreme zu benutzen. Davor genügen das regelmäßige Abreiben der Zähne mit einem Tuch und das spielerische Erlernen des Umgangs mit der Zahnbürste.

> Zum Massieren des Zahnfleischs während des Zahnens eignet sich eine »Fingerlingzahnbürste« besonders gut.

Unruhe und Schreistunden

Babys lernen und wachsen im ersten Lebensjahr enorm. Das Gehirn entwickelt sich nach der Geburt immer weiter. Je mehr Ihr Baby von seiner Umwelt mitbekommt, desto mehr hat es zu verarbeiten. Das Verarbeiten passiert in den sogenannten Schreistunden. Diese sind meist abends zwischen 18 und 22 Uhr. Vielleicht bahnt sich das Ganze schon am Nachmittag an. Die Trinkabstände werden kürzer. Ihr Kind will nicht mehr abgelegt werden und fühlt sich insgesamt unwohl. Es schreit. Sie geben Brust, Flasche oder Schnuller, und nach einigen wenigen Zügen schläft es ein. Wenn Sie Ihr Kind aber ins Bettchen legen, dauert es keine zehn Minuten, bis es wieder weint. Das machen Sie ein paar Mal und sind dann genervt. Ihr Baby macht das aber nicht, um Sie zu ärgern; vergessen Sie das nicht. Es weint, weil es seinen Tag verarbeitet und noch nicht darüber sprechen kann.

Nehmen Sie Ihr Kind fest in den Arm, lassen Sie es bitte nicht allein; pucken Sie es (siehe Seite 46f.) und sorgen Sie für eine reizarme Atmosphäre. Sagen Sie ihm, dass alles gut ist, und warten ab, bis es

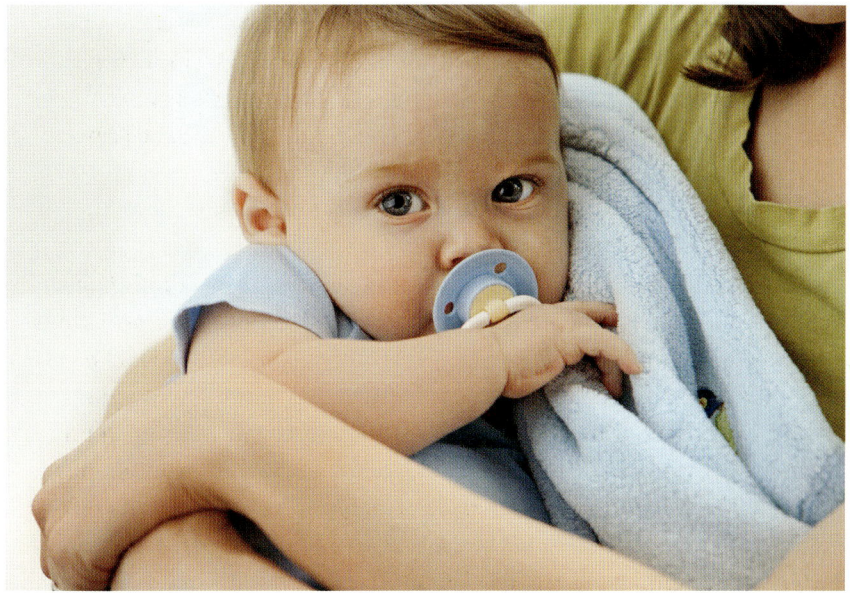

Babys brauchen jede Menge Nähe, um Sicherheit und Vertrauen zu entwickeln. Man kann sie in dieser Beziehung gar nicht »überverwöhnen«.

nicht mehr »aggressiv« schreit. Wird das Weinen ruhiger und »jammernder«, helfen vielleicht die Brust, der Schnuller oder das Fläschchen. Schreistunden dauern zwischen zehn Minuten und zwei Stunden an. Jedes Kind ist anders, hat eine unterschiedliche Reizschwelle und verarbeitet verschieden. Diese extremen Verarbeitungsphasen hat Ihr Kind zwischen dem ersten und fünften Lebensmonat. Babys lernen, dass sie geliebt werden, auch wenn sie schlechte Laune haben. Mama und Papa sind für sie da. Das Vertrauen in die Eltern entsteht jetzt. Lassen Sie sich also nicht erzählen, dass »Sie Ihr Kind verwöhnen«, es Ihnen »auf der Nase herumtanzt«, »seine Lunge kräftigen muss« oder es »sich in den Schlaf schreien« soll. Diese Ansichten sind grausam und völlig veraltet.

Ist mein Kind zu dick?

Babyspeck ist bis zum dritten/vierten Lebensjahr normal. Bei den Vorsorgeuntersuchungen wird Ihr Kind gewogen, und der Kinderarzt trägt die Werte in eine Perzentilkurve ein. Die 50. Perzentile entspricht

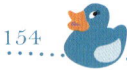

der Norm; die 97. bedeutet zu viel, die dritte zu wenig. Sprechen Sie mit Ihrem Kinderarzt, wenn Sie unsicher sind.

Übergewicht vorbeugen

Babys, die ausschließlich gestillt werden, kann man nicht überfüttern. Kinder, die das Fläschchen bekommen, sollten möglichst ausschließlich »HA«- bzw. »Pre«-Milch erhalten. Diese kann nach Bedarf gefüttert werden. Wählen Sie eine Milch mit wenig Eiweiß (Low Protein). Das Risiko für Übergewicht steigt, wenn den Kindern zuckerhaltige Folgemilch gegeben wird.

Achtung: Sie können bereits in der Schwangerschaft etwas tun, um Übergewicht zu vermeiden. Achten Sie darauf, möglichst keinen Schwangerschaftsdiabetes (eine Form der Zuckerkrankheit, die in der Schwangerschaft entsteht und meist nach der Geburt wieder verschwindet) zu entwickeln. Dieser würde das Risiko für erhöhtes Körperfett beim Baby begünstigen. Lassen Sie sich beraten. Essen Sie nicht für zwei!

Leben Sie Ihrem Kind so früh wie möglich vor, wie lecker gesundes Essen sein kann. Das fängt schon beim vernünftigen Einkaufen an.

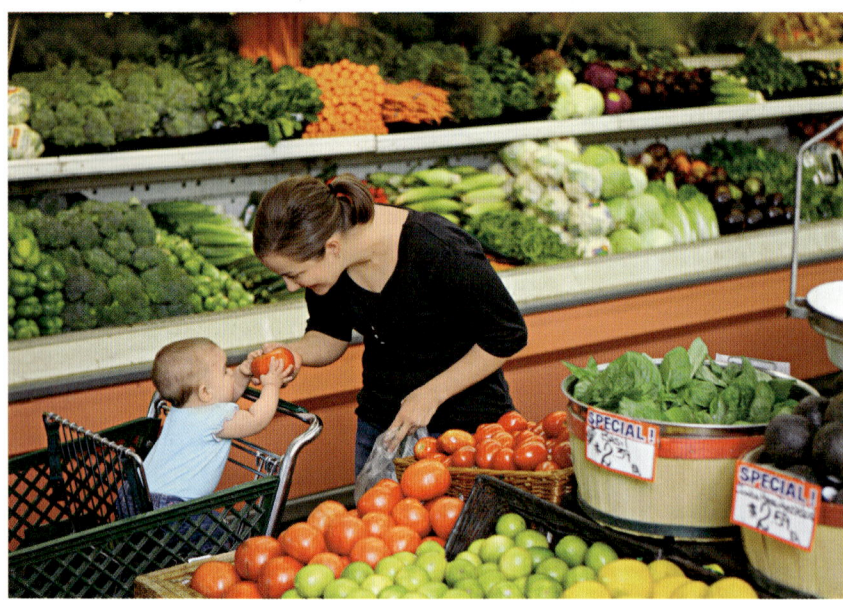

Im Beikostalter achten Sie auf eine vollwertige Ernährung mit viel pflanzlichen Produkten und wenig Fett. Ab der Familienkosteinführung rate ich Ihnen Folgendes: Reichen Sie Ihrem Kind fünf Mahlzeiten am Tag. Die Speisen sollten regelmäßig an einem festen Ort am Familientisch stattfinden. Genießen Sie gemeinsam und seien Sie Vorbild. Auch Essverhalten wird erlernt. Vermeiden Sie das Essen aus Langeweile. Kochen Sie selbst und beziehen Sie Ihr Kind mit ein. Verwenden Sie reichlich pflanzliche Lebensmittel (Obst, Gemüse, Vollkornprodukte), genießen Sie mäßig tierische Produkte (Fleisch, Fisch, Wurst, Käse) und sparsam Fett und Süßes. Bewegen Sie sich viel an der frischen Luft. Die möglichen späteren Folgen von Übergewicht sind Bluthochdruck, Diabetes mellitus, Rücken- und Gelenkschmerzen sowie eine psychische Belastung, beispielsweise wegen Hänseleien.

Normale Gewichtsentwicklung

In den ersten Tagen nach der Geburt nehmen Neugeborene 7 bis 10 % ihres Geburtsgewichts ab. Nach 10 bis 4 Tagen sollte das Geburtsgewicht dann wieder erreicht sein. Bis zum Ende des ersten Monats nehmen sie ca. 15 bis 20 Gramm pro Tag zu. Je älter das Baby wird, desto geringer ist seine Gewichtszunahme. Das Geburtsgewicht soll sich in sechs Monaten verdoppelt und mit einem Jahr verdreifacht haben. Es ist wahrscheinlich, dass ein Baby mit geringem Geburtsgewicht von beispielsweise 2500 Gramm sein Geburtsgewicht schnell verdoppelt hat – möglicherweise bereits nach 12 bis 16 Wochen. Ein Kind, das bei seiner Geburt bereits 4500 Gramm wog, wird sein Gewicht eventuell erst nach acht oder neun Monaten verdoppelt haben. Vielleicht wurde bei einem so schweren Kind auch ein Schwangerschaftsdiabetes der Mutter (wie bereits erwähnt, eine Form der Zuckerkrankheit, die in der Schwangerschaft entsteht und meist nach der Geburt wieder verschwindet) nicht erkannt. Dann wäre das Baby unter normalen Bedingungen nicht so groß geworden.
Die Gewichtsentwicklung von Säuglingsmilch ernährten Kindern soll der Perzentilkurve der Weltgesundheitsorganisation (WHO) für gestillte Kinder entsprechen.

> Gestillte Kinder nehmen in den ersten zwei Monaten schneller und vom dritten bis zwölften Lebensmonat langsamer zu als mit Säuglingsmilch ernährte Babys.

Register

Impressum

Hinweis

Die Ratschläge/Informationen in diesem Buch sind von
Autorin und Verlag sorgfältig erwogen und geprüft; dennoch kann eine Garantie nicht übernommen werden. Eine
Haftung der Autorin bzw. des Verlags und dessen Beauf-
tragten für Personen-, Sach- und Vermögensschäden ist
ausgeschlossen.

Bildnachweis:
Alamy, Abingdon, UK: 42 (Radius Images), 80 (Agencja
Free), CamoCup, www.hoppediz.de: 49; Corbis,
Düsseldorf: 100, 114, 134 (cultura/Brigitte Sporrer),
121 (the food passionates/Véronique Leplat), 137 (Sven
Hagolani); F1 Online, Frankfurt: 13 (Blend Images), 68
(Onyx), 86 (Onokry), 132 (Foodcollection); Fancy/RF: 145;
Fotolia.com: 31 (Oscar Brunet), 140 (Günter Menzl); Getty
Images, München: 2, 4 (OJO Images), 14 (Image Source),
21, 76 (Dorling Kindersley/Ruth Jenkinson), 39 (E+/
Bogdan Kosanovic), 62 (E+/Mark Bowden), 99 (Cultura),
111 (The Image Bank/Vicky Kasala), 116 (Ali Johnson
Photography/RF), 138 (Radius Images /I. Jonsson), 153
(Blend Images/Mike Kemp); Glowimages, München: U1
(Amiel); iStockphoto: 94 (Patrick Heagney), 97 (fatihhoca),
148 (Kristian Sekulic); Masterfile, Düsseldorf: 9; Medela
AG, Switzerland, www.medela.de: 34, 52, 57; Philips
AVENT, www.philips.de: 24 l., 24 r., 26, 124; Picture
Press, Hamburg: 83 (Marina Raith); Shutterstock: 92
(Hannes Eichinger), 113 (Monkey Business Images), 154
(Morgan Lane Photography); Stockfood: 61, 107, 109 (Jörn
Rynio), 102 (Eising Studio), 103 (Stuart West); Summer
Infant, Inc., www.summerinfant.com: 46; Your photo
today, Taufkirchen: 129 (BSIP).

Redaktionsleitung: Susanne Kirstein
Projektleitung: Sonia Gembus
Redaktion: Text & Form, Nicola von Otto
Bildredaktion: Annette Mayer
Korrektorat: Susanne Langer
Umschlaggestaltung: *zeichenpool,
Milena Djuranovic, München
Layout: Katja Muggli
Satz: Andreas Rimmelspacher
Litho: Artilitho snc, Lavis (Trento)
Druck und Verarbeitung: Alcione, Lavis (Trento)

Printed in Italy

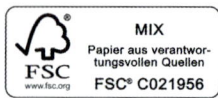

Verlagsgruppe Random House FSC® N001967
Das für dieses Buch verwendete FSC®-zertifizierte Papier
Profimatt wurde produziert von Sappi, Ehingen.

ISBN: 978-3-517-08856-3
9817 2635 4453 6271